JULIANA DE SOUZA ALENCAR FALCÃO

TECNOLOGIA
DOS
Cosméticos

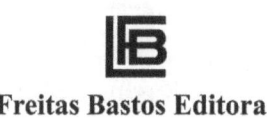

Freitas Bastos Editora

Copyright © 2024 by Juliana de Souza Alencar Falcão.
Todos os direitos reservados e protegidos pela Lei 9.610, de 19.2.1998.
É proibida a reprodução total ou parcial, por quaisquer meios,
bem como a produção de apostilas, sem autorização prévia,
por escrito, da Editora.

Direitos exclusivos da edição e distribuição em língua portuguesa:
Maria Augusta Delgado Livraria, Distribuidora e Editora

Direção Editorial: *Isaac D. Abulafia*
Gerência Editorial: *Marisol Soto*
Copidesque e Revisão: *Doralice Daiana da Silva*
Diagramação e Capa: *Julianne P. Costa*

Dados Internacionais de Catalogação na Publicação (CIP)
de acordo com ISBD

```
    F177t    Falcão, Juliana de Souza Alencar
                Tecnologia dos Cosméticos / Juliana de Souza
             Alencar Falcão. - Rio de Janeiro, RJ : Freitas
             Bastos, 2024.
                172 p. : 15,5cm x 23cm.

                Inclui bibliografia.
                ISBN: 978-65-5675-437-6

                1. Cosméticos. 2. Tecnologia dos Cosméticos. I.
             Título.
    2024-2992                                          CDD 668.5
                                                       CDU 668.5
```

Elaborado por Vagner Rodolfo da Silva - CRB-8/9410

Índices para catálogo sistemático:
1. Cosméticos 668.5
2. Cosméticos 668.5

Freitas Bastos Editora
atendimento@freitasbastos.com
www.freitasbastos.com

MINIBIOGRAFIA:

Graduada em Farmácia pela Universidade Federal de Pernambuco (2001), mestre em Ciências Farmacêuticas pela mesma instituição (2004) e doutora em Química Orgânica/Cosmetologia pela Université de la Mediterranée – AIX Marseille II (2009). Tornou-se especialista em cosmetologia em 2007 pela mesma universidade (Diplôme Universitaire-DU).

Desempenhou a função de coordenadora do Fórum Nacional de Farmácias Universitárias (FNFU) no período de 2015 a 2017, além de assumir a coordenação na Farmácia Escola Manoel Casado de Almeida. Atua como professora e pesquisadora, integrando o Núcleo Docente Estruturante e o Colegiado do curso de Farmácia na Universidade Federal de Campina Grande.

Atualmente, é professora no Departamento de Engenharia Biomédica da Universidade Federal de Pernambuco. Possui ampla experiência na área de Farmácia, com uma especialização destacada em FARMACOTÉCNICA/COSMÉTICA. Seu foco de estudos abrange uma diversidade de temas, incluindo biomateriais, avaliação clínica da pele, estética e cosméticos, além de um interesse particular em empreendedorismo no setor.

Sumário

Introdução 7

Capítulo 1: 9
PRODUTOS COSMÉTICOS...**9**
   1.1 Definição e classificação...9
   1.2 Legislação cosmética..19
   1.3 Oportunidades e tendências do mercado cosmético.. 27

Capítulo 2: 31
ANATOMIA E FISIOLOGIA DO ÓRGÃO CUTÂNEO E SEUS ANEXOS **31**
   2.1 A pele equilibrada...31
   2.2 A pele desequilibrada..40
   2.3 Anexos cutâneos..45

Capítulo 3: 58
TECNOLOGIA COSMÉTICA..**58**
   3.1 Ingredientes cosméticos..61
   3.2 Manipulação de produtos cosméticos.....................68

Capítulo 4: 80
COSMÉTICOS CAPILARES...**80**
   4.1 Xampus e condicionadores......................................80
   4.2 Alisantes e onduladores 108
   4.3 Tinturas capilares...113

Capítulo 5: 124
COSMÉTICOS FACIAIS...**124**

5.1 Sabonete facial 124
5.2 Tônico 130
5.3 Hidratantes 133
5.4 Rejuvenescedor 139
5.5 Protetores solares 142

Capítulo 6: *150*
COSMÉTICOS CORPORAIS **150**
6.1 Cosméticos anticelulite e antiestrias 150
6.2 Desodorante e antitranspirante 154
6.3 Cosméticos para mãos e pés 157

Considerações finais *161*
Referências *163*

Introdução

Este livro, *Tecnologia dos Cosméticos*, se apresenta como uma valiosa ferramenta de aprendizado para estudantes do ensino superior. Com uma abordagem didática e abrangente, visa fornecer aos leitores uma compreensão sólida e aprofundada dos princípios fundamentais da cosmética. Voltado àqueles que estão embarcando em suas jornadas acadêmicas, o conteúdo deste livro busca instigar a curiosidade, estimular o pensamento crítico e fornecer uma base sólida para o entendimento dos conceitos essenciais no vasto campo da cosmetologia. Ao mergulhar nessa obra, os estudantes encontrarão não apenas informações detalhadas sobre formulações e técnicas de preparo, mas também uma abordagem integrada que conecta teoria e prática, enriquecendo, assim, sua experiência educacional.

Ao iniciar o estudo de produtos cosméticos, os estudantes são introduzidos aos princípios fundamentais da dermatologia, biologia cutânea e química cosmética. Compreender as características da pele, seu funcionamento e as diferentes necessidades de cuidados é muito importante na criação de um cosmético. Além disso, o conhecimento sobre a composição de ingredientes, sua interação e impacto na fisiologia da pele são informações-chave nessa área.

O conteúdo dessa obra inclui também o conhecimento aprofundado sobre as formas cosméticas capilares, faciais e corporais, propondo sugestões de fórmulas com ingredientes tecnológicos, explorando assim, as tendências de mercado. Por meio dos exemplos de formulações, os estudantes visualizam a relação das funções dos ingredientes e as respectivas concentrações, obtendo parâmetros específicos para cada produto cosmético.

Ao compreender a interação entre ingredientes, técnicas de formulação e as necessidades individuais dos consumidores, os estudantes que se dedicam a esse campo ganham a *expertise* necessária para contribuir de maneira significativa para a indústria de cuidados pessoais e beleza.

Capítulo 1:
PRODUTOS COSMÉTICOS

1.1 Definição e classificação

O início da jornada no estudo da ciência cosmética começa com a exploração do site da Agência Nacional de Vigilância Sanitária (Anvisa). Siga os passos abaixo para direcionar-se ao conteúdo relacionado aos cosméticos:
1. Acesse www.anvisa.gov.br.
2. Navegue até a seção "Assuntos".
3. Selecione "Cosméticos".

Ao seguir esses passos, é possível ter acesso gratuito a informações essenciais e recursos valiosos para aprofundar os conhecimentos sobre o universo dos cosméticos no contexto regulatório da Anvisa.

A Anvisa tem desempenhado um papel fundamental na modernização e atualização das normativas relacionadas à cosmetologia. A agência busca harmonizar as regulamentações brasileiras com padrões internacionais, promovendo a segurança e eficácia dos produtos cosméticos disponíveis no mercado nacional. Está disponível no site conceitos e definições de cosméticos, orientações sobre alisantes, produtos para trançar ou modelar cabelos, cosméticos para tratamentos estéticos, cosméticos infantis, nomenclatura de ingredientes, cosmetovigilância, publicações, legislação vigente e tradução INCI (Anvisa, 2024).

Segundo a RDC 752/2022, a definição de produtos de higiene pessoal, perfumaria e cosméticos (HPPC) é:

> Preparações constituídas por substâncias naturais ou sintéticas, de uso externo nas diversas partes do corpo humano, pele, sistema capilar, unhas, lábios, órgãos genitais externos, dentes e membranas mucosas da cavidade oral, com o objetivo exclusivo ou principal de limpá-los, perfumá-los, alterar sua aparência e ou corrigir odores corporais e ou protegê-los ou mantê-los em bom estado.

É fundamental aprofundar a análise da definição de cosméticos a fim de orientar de maneira mais precisa o estudo nessa área.

- "Cosméticos são preparações constituídas por substâncias naturais ou sintéticas"

Enfatizamos os componentes ativos e veículos, tanto de origem natural quanto sintética, explorando sua estrutura química, características físico-químicas, concentrações, funções, interações, estabilidade e a tecnologia envolvida na preparação da formulação.

- "Uso externo nas diversas partes do corpo humano"

Todo cosmético é necessariamente aplicado na pele por via tópica. Não há cosméticos de uso oral, injetável, sublingual, retal, vaginal, ocular, otológico ou nasal. A maquiagem definitiva exemplifica um produto que não se enquadra na categoria de cosmético, pois sua aplicação envolve um procedimento invasivo, em que os pigmentos são introduzidos na derme em uma profundidade constante, como indicado pelo Parecer Técnico nº 6, de 28 de junho de 2002.

Outro exemplo que não se classifica como cosmético é a finasterida, conforme o Parecer Técnico nº 4, de 22 de fevereiro de 2002. A substância é administrada por via oral e, quando aplicada topicamente, apresenta absorção sistêmica, resultando nos mesmos efeitos colaterais (Nguyen, 1995). Nesse sentido, a finasterida é um medicamento antiandrógeno inibidor da 5-alfa redutase, uma enzima que converte a testosterona em di-hidrotestosterona. Em baixas doses é prescrito para tratar a calvície e em doses elevadas no tratamento da hiperplasia prostática benigna e câncer de próstata. Entretanto, a utilização de finasterida em mulheres não é recomendada devido ao seu provável efeito teratogênico (Steiner, 1996).

Em resumo, qualquer produto administrado por via não tópica, mesmo que apresente propriedades benéficas para a saúde da pele, não é classificado como um produto de HPPC (Higiene Pessoal, Perfumaria e Cosméticos).

- "Pele, sistema capilar, unhas, lábios, órgãos genitais externos, dentes e membranas mucosas da cavidade oral"

Quando se enfatiza os locais de administração dos produtos cosméticos e busca-se uma análise aprofundada do estado da arte, a integração multidisciplinar na formação profissional torna-se crucial. Antes de desenvolver um produto, o pesquisador manipulador dedica-se ao estudo minucioso da fisiologia e biologia celular em cada região do corpo. Compreendendo as notáveis variações entre os indivíduos nas diversas regiões externas do corpo e reconhecendo que o organismo humano perpetuamente busca o equilíbrio. Portanto, é imperativo enriquecer o conhecimento em cosmetologia com *insights* provenientes da bioquímica e das características intrínsecas do indivíduo, abrangendo aspectos como sexo, idade, cor da pele, hábitos de exposição solar, uso de medicamentos e suplementos, dieta alimentar, estado clínico da pele, presença de doenças, entre outros.

A integração da teoria com a realidade do indivíduo não apenas aprimora o entendimento, mas também impulsiona a inovação no campo da cosmetologia, permitindo o desenvolvimento de produtos mais eficazes e adaptáveis às diversas necessidades e características individuais.

- "Objetivo exclusivo ou principal de limpá-los, perfumá-los, alterar sua aparência e ou corrigir odores corporais e ou protegê-los ou mantê-los em bom estado"

Ao concluir a definição de HPPC, é viável instilar uma maior responsabilidade no setor, incorporando ao conceito de higiene, perfumaria e cosmético uma perspectiva voltada à saúde preventiva da pele. Dado que a pele serve como um marcador de condições ainda não crônicas (Aoki *et al.*, 2023; Sell *et al.*, 2016; Dekker *et al.*, 2013), torna-se factível utilizar cosméticos prescritos por profissionais qualificados. Esses profissionais não apenas orientam os pacientes em direção ao aprimoramento estético, mas também os conduzem a um estilo de vida saudável.

Uma vez que a patologia é diagnosticada, é importante ressaltar que o cosmético não é o produto recomendado. Alguns Insumos Farmacêuticos Ativos (IFAs) são incorporados em formulações de uso tópico, podendo ser erroneamente confundidos com cosméticos. Um exemplo é o Minoxidil 5% loção capilar, classificado como medicamento para o tratamento da alopecia. O Minoxidil é um IFA incluído na lista de substâncias que não podem ser utilizadas em produtos de higiene pessoal, cosméticos e perfumes (Brasil, 2021).

Para evitar equívocos em relação à definição de produtos cosméticos notificados ou registrados na Anvisa, recomenda-se consultar o site da agência, seguindo os passos abaixo:

1. Acesse www.anvisa.gov.br.
2. Vá para "Sistemas".
3. Selecione "Consulta a registro".
4. Escolha "Cosméticos".
5. Opte por "Consultar por produtos registrados ou notificados".
6. Preencha os dados indicados no rótulo do produto.

Conforme as diretrizes da Anvisa, os cosméticos são categorizados em grau de risco 1 e 2, sendo determinado pela probabilidade de ocorrência de danos, como lesões ou reações, resultantes dos ingredientes ou da combinação de ingredientes presentes em um produto. Nos testes de segurança para cosméticos de grau de risco 2, são avaliados aspectos como irritação primária e acumulada, sensibilização, desconforto e efeitos sistêmicos (Brasil, 2012).

No contexto brasileiro, os critérios para essa classificação de risco 1 e 2 leva em consideração a probabilidade de ocorrência de efeitos indesejados devido ao uso inadequado do produto, sua formulação, finalidade de uso, áreas do corpo a que se destinam e precauções a serem observadas durante a utilização.

1. **Definição de Produtos Grau 1**: São produtos de higiene pessoal, cosméticos e perfumes cuja formulação está em conformidade com a definição adotada para esses produtos pela Resolução – RDC Nº 752, de 19 de setembro de 2022. Esses produtos se caracterizam por suas propriedades básicas ou elementares, cuja comprovação inicial não é necessária e não requerem informações detalhadas sobre o modo e restrições de uso, devido às características intrínsecas do produto, conforme indicado na lista "Lista de grupos de produtos de grau 1" estabelecida no item "I" do Anexo I da mencionada Resolução.

2. **Definição de Produtos Grau 2**: Trata-se de produtos de higiene pessoal, cosméticos e perfumes cuja formulação atende à definição adotada para esses produtos pela Resolução – RDC Nº 752, de 19 de setembro de 2022. Esses produtos possuem indicações específicas, exigindo comprovação de segurança e/ou eficácia, além de informações detalhadas sobre cuidados, modo e restrições de uso. Isso está em conformidade com a lista indicativa "Lista de grupos de produtos de grau 2" estabelecida no item "II" do Anexo I da mencionada Resolução.

Extraída da Resolução – RDC Nº 752, de 19 de setembro de 2022, segue o Quadro 1.1 com a lista de tipos de produtos cosméticos Grau 1 e 2.

Quadro 1.1: Lista de produtos cosméticos Grau 1 e 2.

COSMÉTICOS GRAU 1	COSMÉTICOS GRAU 2
1. Água de colônia, Água Perfumada, Perfume e Extrato Aromático.	1. Água oxigenada de 10 a 40 volumes (incluídas as cremosas exceto os produtos de uso medicinal).
2. Amolecedor de cutícula (não cáustico).	2. Antitranspirante axilar.
3. Aromatizante bucal.	3. Antitranspirante pédico.
4. Base facial/corporal (sem finalidade fotoprotetora).	4. Ativador/ acelerador de bronzeado.
5. Batom labial e brilho labial (sem finalidade fotoprotetora).	5. Batom labial e brilho labial infantil.
6. Blush/Rouge (sem finalidade fotoprotetora)	6. Blush/ Rouge infantil.
7. Condicionador/Creme rinse/ Enxaguatório capilar (exceto os com ação antiqueda, anticaspa e/ou outros benefícios específicos que justifiquem comprovação prévia).	7. Bronzeador.
8. Corretivo facial (sem finalidade fotoprotetora).	8. Bronzeador simulatório.
9. Creme, loção e gel para o rosto (sem ação fotoprotetora da pele e com finalidade exclusiva de hidratação).	9. Clareador da pele.
10. Creme, loção, gel e óleo esfoliante ("peeling") mecânico, corporal e/ou facial.	10. Clareador para as unhas químico

COSMÉTICOS GRAU 1	COSMÉTICOS GRAU 2
11. Creme, loção, gel e óleo para as mãos (sem ação fotoprotetora, sem indicação de ação protetora individual para o trabalho, como equipamento de proteção individual – EPI – e com finalidade exclusiva de hidratação e/ou refrescância).	11. Clareador para cabelos e pelos do corpo.
12. Creme, loção, gel e óleos para as pernas (com finalidade exclusiva de hidratação e/ou refrescância).	12. Colônia infantil.
13. Creme, loção, gel e óleo para limpeza facial (exceto para pele acneica).	13. Condicionador anticaspa/ antiqueda.
14. Creme, loção, gel e óleo para o corpo (exceto os com finalidade específica de ação antiestrias, ou anticelulite, sem ação fotoprotetora da pele e com finalidade exclusiva de hidratação e/ou refrescância).	14. Condicionador infantil.
15. Creme, loção, gel e óleo para os pés (com finalidade exclusiva de hidratação e/ou refrescância).	15. Dentifrício anticárie.
16. Delineador para lábios, olhos e sobrancelhas.	16. Dentifrício antiplaca.
17. Demaquilante.	17. Dentifrício antitártaro.
18. Dentifrício (exceto os com flúor, os com ação antiplaca, anticárie, antitártaro, com indicação para dentes sensíveis e os clareadores químicos).	18. Dentifrício clareador/ clareador dental químico.
19. Depilatório mecânico/epilatório.	19. Dentifrício para dentes sensíveis.

COSMÉTICOS GRAU 1	COSMÉTICOS GRAU 2
20. Desodorante axilar (exceto os com ação antitranspirante).	20. Dentifrício infantil.
21. Desodorante colônia.	21. Depilatório químico.
22. Desodorante corporal (exceto desodorante íntimo).	22. Descolorante capilar.
23. Desodorante pédico (exceto os com ação antitranspirante).	23. Desodorante antitranspirante axilar.
24. Enxaguatório bucal aromatizante (exceto os com flúor, ação antisséptica e antiplaca).	24. Desodorante antitranspirante pédico.
25. Esmalte, verniz, brilho para unhas.	25. Desodorante de uso íntimo.
26. Fitas para remoção mecânica de impureza da pele.	26. Enxaguatório bucal antiplaca.
27. Fortalecedor de unhas.	27. Enxaguatório bucal antisséptico.
28. Kajal.	28. Enxaguatório bucal infantil.
29. Lápis para lábios, olhos e sobrancelhas.	29. Enxaguatório capilar anticaspa/antiqueda.
30. Lenço umedecido (exceto os com ação antisséptica e/ou outros benefícios específicos que justifiquem a comprovação prévia).	30. Enxaguatório capilar infantil.
31. Loção tônica facial (exceto para pele acneica).	31. Enxaguatório capilar colorante/ tonalizante.
32. Máscara para cílios.	32. Esfoliante "peeling" químico.
33. Máscara corporal (com finalidade exclusiva de limpeza e/ou hidratação).	33. Esmalte para unhas infantil.

COSMÉTICOS GRAU 1	COSMÉTICOS GRAU 2
34. Máscara facial (exceto para pele acneica, peeling químico e/ou outros benefícios específicos que justifiquem a comprovação prévia).	34. Fixador de cabelo infantil.
35. Modelador/fixador para sobrancelhas.	35. Lenços Umedecidos para higiene infantil.
36. Neutralizante para permanente e alisante.	36. Maquiagem com fotoprotetor.
37. Pó facial (sem finalidade fotoprotetora).	37. Produto de limpeza/ higienização infantil.
38. Produtos para banho/imersão: sais, óleos, cápsulas gelatinosas e banho de espuma.	38. Produto para alisar e/ou tingir os cabelos
39. Produtos para barbear (exceto os com ação antisséptica).	39. Produto para área dos olhos (exceto os de maquiagem e/ou ação hidratante e/ou demaquilante).
40. Produtos para fixar, modelar e/ou embelezar os cabelos: fixadores, laquês, reparadores de pontas, óleo capilar, brilhantinas, mousses, cremes e géis para modelar e assentar os cabelos, restaurador capilar, máscara capilar e umidificador capilar.	40. Produto para evitar roer unhas.
41. Produtos para pré-barbear (exceto os com ação antisséptica).	41. Produto para ondular os cabelos.
42. Produtos pós-barbear (exceto os com ação antisséptica).	42. Produto para pele acneica.
43. Protetor labial sem fotoprotetor.	43. Produto para rugas.
44. Removedor de esmalte.	44. Produto protetor da pele infantil.

COSMÉTICOS GRAU 1	COSMÉTICOS GRAU 2
45. Sabonete abrasivo/esfoliante mecânico (exceto os com ação antisséptica ou esfoliante químico).	45. Protetor labial com fotoprotetor.
46. Sabonete facial e/ou corporal (exceto os com ação antisséptica ou esfoliante químico).	46. Protetor solar.
47. Sabonete desodorante (exceto os com ação antisséptica).	47. Protetor solar infantil.
48. Secante de esmalte.	48. Removedor de cutícula.
49. Sombra para as pálpebras.	49. Removedor de mancha de nicotina químico.
50. Talco/pó (exceto os com ação antisséptica).	50. Repelente de insetos.
51. Xampu (exceto os com ação antiqueda, anticaspa e/ou outros benefícios específicos que justifiquem a comprovação prévia).	51. Sabonete antisséptico.
52. Xampu condicionador (exceto os com ação antiqueda, anticaspa e/ou outros benefícios específicos que justifiquem comprovação prévia).	52. Sabonete infantil.
	53. Sabonete de uso íntimo.
	54. Talco/amido infantil.
	55. Talco/pó antisséptico.
	56. Tintura capilar temporária/progressiva/permanente.
	57. Tônico/loção Capilar.
	58. Xampu anticaspa/antiqueda.
	59. Xampu colorante.
	60. Xampu condicionador anticaspa/antiqueda.
	61. Xampu condicionador infantil.
	62. Xampu infantil.

Fonte: Anexo I e II da RDC nº 752/2022.

A regulamentação dos produtos HPPC é essencial para sua devida comercialização e é conduzida pela Anvisa por meio de procedimentos eletrônicos disponíveis no portal da agência. Os produtos cosméticos classificados nos graus 1 e 2 podem ser regulamentados como produtos isentos de registro, notificados por meio da divulgação no portal da Anvisa, ou como produtos sujeitos a registro, assegurados por meio de publicação no Diário Oficial da União.

Os produtos que passam pelo procedimento de registro incluem:

I – Bronzeador;
II – Gel antisséptico para as mãos;
III – Produto para alisar os cabelos;
IV – Produto para alisar e tingir os cabelos;
V – Produto para ondular os cabelos;
VI – Protetor solar;
VII – Protetor solar infantil;
VIII – Repelente de insetos; e
IX – Repelente de insetos infantil.

Por outro lado, os demais produtos cosméticos classificados nos graus 1 e 2, não mencionados na lista acima, são isentos de registro e estão sujeitos ao procedimento de comunicação prévia à Anvisa.

1.2 Legislação cosmética

A legislação cosmética é um conjunto de regulamentos e leis que estabelecem padrões e diretrizes para a fabricação, rotulagem, distribuição e venda de produtos cosméticos. Essas regulamentações visam garantir a segurança, qualidade e eficácia desses produtos para proteger a saúde dos consumidores.

A legislação cosmética varia de país para país. No Brasil, a legislação cosmética é regulamentada pela Anvisa, que estabelece requisitos técnicos e normas para a fabricação, importação, comercialização e uso de produtos cosméticos. Os principais documentos normativos que os produtos de higiene pessoal, cosméticos e perfumes devem atender ao disposto na RDC Nº 752, de 19 de setembro de 2022 são:

I. Instrução Normativa – **IN nº 124, de 24 de março de 2022** – lista de ativos permitidos em produtos cosméticos para alisar ou ondular os cabelos;
II. Resolução de Diretoria Colegiada – **RDC nº 600, de 9 de fevereiro de 2022** – lista de filtros ultravioletas permitidos para produtos de higiene pessoal, cosméticos e perfumes;
III. Resolução de Diretoria Colegiada – **RDC nº 628, de 10 de março de 2022** – lista de substâncias corantes permitidas para produtos de higiene pessoal, cosméticos e perfumes;
IV. Resolução de Diretoria Colegiada – **RDC nº 528, de 4 de agosto de 2021** – lista de substâncias de ação conservante permitidas para produtos de higiene pessoal, cosméticos e perfumes;
V. Resolução de Diretoria Colegiada – **RDC nº 529, de 4 de agosto de 2021** – lista de substâncias que não podem ser utilizadas em produtos de higiene pessoal, cosméticos e perfumes;
VI. Resolução de Diretoria Colegiada – **RDC nº 530, de 4 de agosto de 2021** – lista de substâncias que os produtos de higiene pessoal, cosméticos e perfumes não devem conter, exceto nas condições e com as restrições estabelecidas;
VII. Para os produtos de HPPC classificados como grau 1 não devem conter substâncias das Listas dispostas nas resoluções **RDC nº 530, de 2021, RDC nº 645, de 2022 e RDC nº 600, de 2022,** uma vez que a presença dessas substâncias caracteriza o produto de Grau 2.

Informações detalhadas sobre outras legislações importantes e suas atualizações estão no site oficial da ANVISA, podem ser encontradas seguindo os passos abaixo:

1. Acesse o site www.anvisa.gov.br em seu navegador.
2. Navegue até a seção denominada "Assuntos".
3. Dentro dessa seção, escolha a opção "Cosméticos".
4. Uma vez na seção de Cosméticos, busque pela categoria específica chamada "Legislação vigente".

Ao seguir esses passos, é possível ter acesso a documentos e informações relevantes sobre as regulamentações mais recentes relacionadas aos produtos cosméticos no Brasil, fornecidas pela agência. Essa abordagem direta ao site garante que se obtenha as informações mais atualizadas e específicas sobre as legislações em vigor.

Uma vez o produto de HPPC seja desenvolvido, o seu processo de regularização deve ser instruído com as seguintes informações do Quadro 1.2:

Quadro 1.2: requisitos técnicos específicos para produtos de HPPC.

Descrição	
I. Bibliografia e/ou referência dos ingredientes; devem incluir dados de identificação, de segurança e de eficácia, quando a substância não figurar na nomenclatura INCI;	II. Cópia da fórmula original do produto importado;
III. Especificações microbiológicas do produto acabado e matéria-prima (quando aplicável);	IV. Especificações técnicas organolépticas e físico-químicas do produto acabado e matéria-prima; devem indicar uma faixa de aceitação para a determinação de substâncias ou grupo de substâncias funcionais principais em produtos das categorias repelente de insetos, protetor solar, alisante para cabelo e ondulante para cabelo;
V. Finalidade do produto;	VI. Fórmula quali-quantitativa; deve ser apresentada com todos os componentes da fórmula especificados pelas denominações INCI e a quantidade de cada componente expressa percentualmente p/p (peso por peso) por meio do sistema métrico decimal;

Descrição	
VII. Função dos ingredientes da fórmula;	VIII. Projeto de arte da rotulagem; deve apresentar os dados e advertências;
IX. Resumo dos dados comprobatórios de eficácia dos benefícios atribuídos ao produto, sempre que a natureza do benefício justifique e sempre que conste no rótulo; objetivo, metodologia, resultados e conclusão;	X. Resumo dos dados comprobatórios de segurança de uso, somente quando a comprovação da segurança específica for exigida pela legislação vigente ou quando se expresse no rótulo algum atributo de segurança; objetivo, metodologia, resultados e conclusão;
XI. Resumo dos dados de estabilidade. objetivo, metodologia, resultados e conclusão de que respaldem o prazo de validade declarado;	
Outras informações relevantes	
I. Autorização de funcionamento ou habilitação da empresa original;	II. Especificações técnicas do material de embalagem;
III. Processo de fabricação; seguir as Boas Práticas de Fabricação e Controle previstas na Resolução de Diretoria Colegiada – RDC nº 48, de 25 de outubro de 2013.	IV. Sistema de codificação de lote.

Fonte: RDC nº 752/2022

Em conformidade com as orientações da RDC Nº 752, de 19 de setembro de 2022, destaca-se a necessidade de que o design da rotulagem seja legível, claro, verdadeiro e abrangente, evitando assim qualquer uso inadequado ou desalinhado com as finalidades de uso estabelecidas para produtos de HPPC.

A rotulagem deve incluir os seguintes dados, abrangendo também os produtos destinados a testes (conforme especificado no Quadro 1.3).

Quadro 1.3: Dados na rotulagem de produtos HPPC

EMBALAGEM PRIMÁRIA[1]	EMBALAGEM SECUNDÁRIA[2]
a) Advertências e restrições de uso (se for o caso);	a) Advertências e restrições de uso (se for o caso);
b) Grupo a que pertence no caso de não estar implícito no nome;	b) Conteúdo;
c) Lote ou partida;	c) Dados de atendimento ao consumidor (telefone, e-mail, página web ou outro meio);
d) Marca;	d) Grupo a que pertence no caso de não estar implícito no nome;
e) Nome do produto.	e) Número do processo de regularização do produto;
	f) Número da Autorização de Funcionamento de Empresa (AFE) do titular, referente à classe (produto de higiene pessoal, cosmético e/ou perfume);
	g) Número do Cadastro Nacional de Pessoa Jurídica (CNPJ) do titular;
	h) Nome (razão social) do titular;
	i) Ingredientes ou composição (utilizando a codificação de substâncias INCI);
	j) Nome do produto;
	k) Marca;
	l) País de origem;
	m) Prazo de validade.

EMBALAGEM PRIMÁRIA[1]	EMBALAGEM SECUNDÁRIA[2]
III - Da embalagem primária ou da embalagem secundária:	
a) modo de uso (se for o caso).	

Fonte: RDC nº 752/2022

[1] Embalagem Primária: envoltório ou recipiente que se encontra em contato direto com os produtos.
[2] Embalagem Secundária: é a embalagem destinada a conter a embalagem primária ou as embalagens primárias.

A seguir, destacam-se algumas informações relevantes da RDC Nº 752 a serem observadas ao elaborar o rótulo de um produto de HPPC:

a) Quando não existir embalagem secundária, todas as informações do rótulo devem constar na embalagem primária;

b) Quando a embalagem primária é pequena ou não permite incluir o modo de uso e as advertências e/ou restrições de uso, essas informações podem ser incluídas em um folheto, material anexo ou na parte interna da embalagem secundária (Figura 1.1). Na hipótese de que trata o caput deste artigo, deve constar na(s) embalagem(s) a frase "Ver folheto/material anexo/parte interna da embalagem secundária", precedido da descrição da informação, como, por exemplo: "Modo de uso: Ver folheto"; "Advertências: Ver parte interna da embalagem secundária";

Figura 1.1: Ilustração de um folheto em embalagem primária pequena de um antitranspirante.

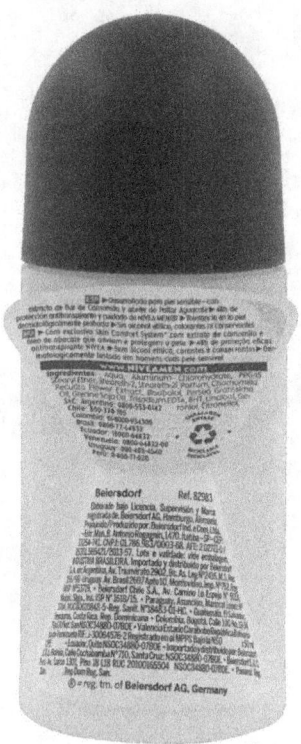

Fonte: Super Primavera, 2024.

a) No caso de kit de produto (Figura 1.2), o prazo de validade a ser inserido na embalagem secundária deve ser o do produto com a menor vida útil restante;

Figura 1.2: Ilustração de kit cosmético.

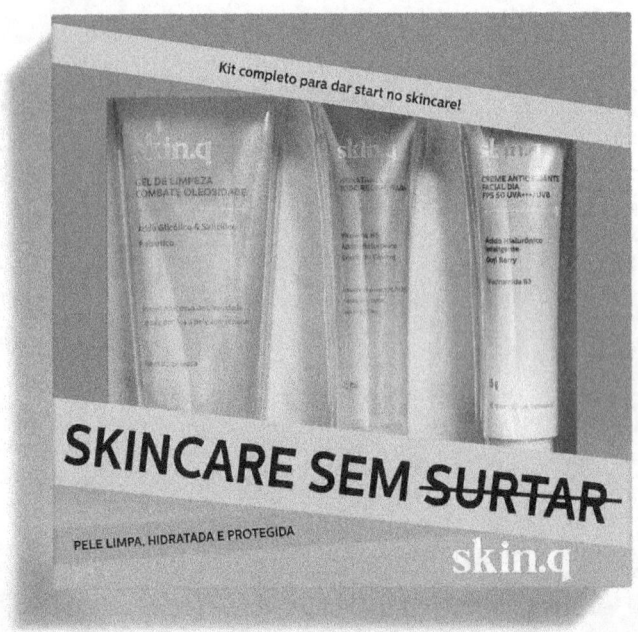

Fonte: Amazon, 2024.

a) As informações obrigatórias inseridas na rotulagem devem ser legíveis no idioma português do Brasil, com exceção do código de identificação de ingrediente cosmético (INCI), nome e marcas;
b) A rotulagem dos produtos provadores ou testadores expostos apenas em sua embalagem primária deve apresentar minimamente as informações obrigatórias na embalagem primária, conforme inciso I do art. 13 desta Resolução, o prazo de validade e a frase "Venda Proibida"(Brasil, 2022).

Alguns produtos de HPPC requerem uma rotulagem específica, conforme detalhado na Seção II da RDC N° 752, de 19 de setembro de 2022. Destacam-se nessa categoria:

1) Aerossóis;
2) Agentes clareadores de cabelos e tinturas capilares;

3) Ativadores/aceleradores do bronzeado, dentifrícios e enxaguatórios bucais com flúor;
4) Depilatórios e epilatórios, neutralizantes, produtos para ondular e alisar os cabelos;
5) Produtos antitranspirantes, produtos de higiene bucal indicados para dentes sensíveis;
6) Produtos hipoalergênicos, produtos para higiene íntima;
7) Tintura para pelos corporais;
8) Tônicos/loções capilares.

O alinhamento rigoroso a essas diretrizes específicas é essencial para assegurar a qualidade, segurança e a prestação de informações adequadas ao consumidor. Recomenda-se a verificação completa da RDC Nº 752/2022 para garantir o atendimento integral às exigências estabelecidas para esses produtos na legislação em vigor. É imperativo que fabricantes e distribuidores de produtos cosméticos estejam plenamente cientes e cumpram as regulamentações específicas do país ou região em que pretendem comercializar seus produtos. Tal conformidade contribui significativamente para garantir a segurança e a confiança dos consumidores nos produtos cosméticos oferecidos.

1.3 Oportunidades e tendências do mercado cosmético

O mercado cosmético é dinâmico e em constante evolução, respondendo às mudanças nas preferências dos consumidores, avanços tecnológicos e pressões regulatórias. Portanto, as empresas nesse setor precisam ser ágeis e inovadoras para se manterem competitivas, necessitando sempre de profissionais capacitados na área.

Conforme o relatório da Abihpec para o ano de 2024, o setor experimentou um crescimento significativo de 4,8% na geração de oportunidades de trabalho entre 2021 e 2022, totalizando 256,2 mil novas vagas. Esse dado reflete a vitalidade e a expansão do mercado, destacando a importância do segmento na economia. Uma análise mais recente, datada de setembro de 2023, revela que o Brasil abriga um total de 3.481 empresas atuando no mercado de Higiene Pessoal,

Perfumaria e Cosméticos (HPPC). A região Sudeste desponta como líder, contando com 2.052 dessas empresas. Em segundo lugar, a região Sul se destaca com 720 empresas, seguida pelas regiões Nordeste (399), Centro-Oeste (232) e Norte (78), conforme dados da Abihpec (2024).

Esses números evidenciam não apenas o vigor do setor, mas também a distribuição geográfica das empresas, fornecendo *insights* valiosos para estratégias de mercado e investimentos. Em um cenário tão dinâmico, a capacidade de adaptação e a expertise dos profissionais tornam-se elementos cruciais para o sucesso das empresas no mercado cosmético brasileiro.

Para sustentar um setor que movimenta bilhões anualmente e proporciona um forte impacto socioeconômico no país, é imperativo contar com profissionais altamente capacitados. Estes devem aspirar não apenas à criação de produtos que acentuam a beleza, mas que também promovam o bem-estar, a sustentabilidade e a saúde preventiva da pele. A demanda por talentos comprometidos e inovadores é essencial para impulsionar a indústria, alinhando-se às crescentes expectativas do mercado e às necessidades cada vez mais diversificadas dos consumidores.

Atualmente, os produtos cosméticos estão sendo lançados no mercado baseados em novas tendências. Ideias de inovação, ou seja, criar algo, introduzir novidades, renovar, recriar atendendo às necessidade da sociedade, são bem definidas quando é possível ouvir o usuário. As ideias para um novo produto são provenientes das mais diversas fontes, tais como a comunicação com o usuário, a identificação e análise de oportunidades, a geração de ideias, a definição de produto e embalagem, bem como o planejamento e revisão de projeto (Silva *et al.*, 2014). É essencial considerar a perspectiva dos consumidores, pois uma abordagem única para o bem-estar não será mais aceitável.

O conceito de autocuidado comunitário emerge como uma estratégia comunicativa envolvente, ganhando destaque à medida que as pessoas reconhecem a importância de se ajudarem mutuamente para promover o bem-estar coletivo. Diante de situações estressantes e turbulentas, os cosméticos assumem uma posição de prioridade máxima, sendo percebidos como essenciais para a manutenção da saúde da pele. Essa associação estreita entre beleza, autocuidado e bem-estar ressalta a relevância crescente dos produtos cosméticos em tempos desafiadores.

Nesse cenário, é fundamental reconhecer a importância de um mercado segmentado que atenda a perfis diversos, como LGTBQIAPN+, consumidores negros e grupos socioeconômicos menos favorecidos. Estratégias de marketing específicas, como campanhas no mês do Orgulho ou no Dia da Consciência Negra, destacam a inclusividade e fortalecem comunidades segmentadas. O lançamento de novos cosméticos alinha-se cada vez mais a grupos comunitários, abordando questões de saúde mental, saúde da mulher, câncer de pele, comunidade fitness, LGTBQIAPN+ e sustentabilidade.

Os consumidores, mais atentos do que nunca, reconhecem o papel crucial que a beleza desempenha em seus sentimentos, emoções e bem-estar. Os indicadores apontam que o autocuidado evolui para um propósito mais abrangente, incorporando o gerenciamento da saúde mental, a responsabilidade ambiental e uma abordagem holística da saúde individual.

Como resultado, quatro tendências distintas se destacarão a partir de 2024:

1) Saúde mental em cosméticos: produtos que incorporam canabidiol, melatonina ou estimulantes de dopamina, combinados com cores vibrantes, refletindo a crescente conscientização sobre o bem-estar emocional.
2) "Skinificação" em protetores solares: protetores solares "skinificados" apresentarão ingredientes ativos inovadores, como vitamina D-like, hidróxido de alumínio, melanina, bisabolol e niacinamida, proporcionando benefícios que vão além da proteção solar tradicional.
3) Cosméticos sustentáveis: ingredientes orgânicos, como os extratos de plantas e óleos naturais, e fontes alternativas de

água serão prioritários em um contexto climático que exige responsabilidade ambiental.
4) Inteligência artificial na cosmetologia: a integração de *Chatbots* e *Chatbeauty* facilitará respostas a perguntas sobre produtos, ingredientes e questões técnicas, além de apoiar formuladores no processo de criação, compra e suporte técnico.

Em suma, a indústria cosmética está se movendo em direção a uma abordagem mais holística, abraçando a diversidade, promovendo a saúde mental e adotando práticas sustentáveis e tecnologias inovadoras. A compreensão dessas tendências é extremamente importante para se manter atualizado no dinâmico universo dos cosméticos.

Capítulo 2:
ANATOMIA E FISIOLOGIA DO ÓRGÃO CUTÂNEO E SEUS ANEXOS

A anatomia e fisiologia da pele e seus anexos são fundamentais para compreendermos a complexidade e a importância desse órgão vital do corpo humano. A pele não é apenas um órgão relacionado à beleza, mas também desempenha funções essenciais, como barreira protetora contra agentes externos, regulação térmica, na síntese de vitamina D e na percepção sensorial. Para entender completamente o funcionamento desse órgão e seus anexos, é imperativo explorar os aspectos relacionados à pele equilibrada, à pele desequilibrada e aos diferentes anexos cutâneos.

2.1 A pele equilibrada

A pele é um dos órgãos mais fascinantes do corpo humano, constituído por uma complexa rede de estruturas que formam o revestimento externo dos seres humanos. Nos estudos de anatomia, histologia e fisiologia, a pele é abordada dentro do contexto do Sistema Tegumentar (Dallara, 2008).

Além de ser o maior órgão do corpo humano, a pele é notável por sua resistência, flexibilidade e semipermeabilidade. Ela possui a capacidade de se regenerar, servindo como uma barreira vital entre o ambiente externo e o interior do corpo, protegendo-nos contra agentes nocivos como a radiação UV e microrganismos (Abdo; Sopko; Milner, 2020).

A compreensão profunda do estado clínico normal da pele é fundamental para manter a saúde geral do organismo, prevenindo assim, futuras doenças. A pele não opera isoladamente, mas em sinergia com outros sistemas do corpo humano, refletindo o equilíbrio bioquímico do indivíduo. Suas funções abrangem:

1. Regulação da temperatura corporal;
2. Transpiração;
3. Homeostase dos fluidos;
4. Sensibilidade tátil (tato), sensorial (pressão, calor, frio e dor);
5. Produção de vitamina D;
6. Proteção contra atritos e radiação solar;
7. Propriedades de barreira;
8. Resposta imunológica;
9. Permeabilidade;
10. Pigmentação.

A pele equilibrada é caracterizada pelo balanceamento na reepitelização, descamação, secreção sebácea e hidratação (Alam, 2010). Neste contexto, é importante ressaltar as três camadas histológicas da pele: epiderme, derme e hipoderme (Figura 2.1). Essas camadas desempenham papéis distintos na proteção e funcionalidade da pele, contribuindo para sua saúde e integridade (Beny, 2013; Souza *et al.*, 2020).

Figura 2.1: Camadas histológicas da pele

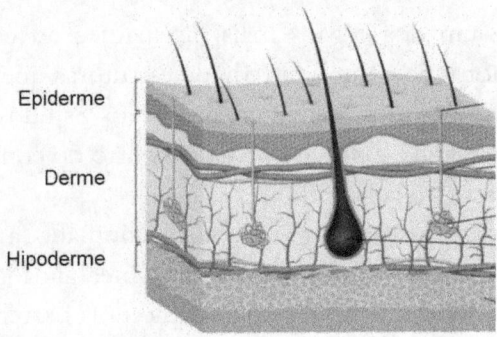

Fonte: Elaborada pela autora.

EPIDERME

A epiderme é composta por células queratinócitas organizadas em um arranjo pavimentoso que se diferenciam, formando um tecido estratificado pavimentoso queratinizado e avascular (Figura 2.2). Essa diferenciação celular resulta em cinco camadas distintas: basal, espinhosa, granulosa, lúcida e córnea (Guimberteau; Delage; Wong, 2010).

Figura 2.2: Diferenciação da epiderme

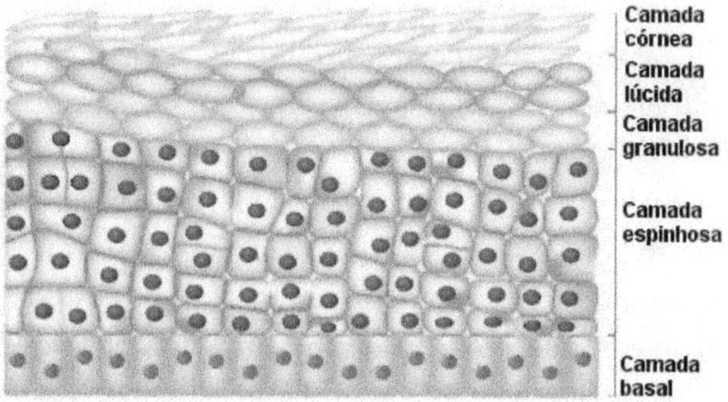

Camada córnea
Camada lúcida
Camada granulosa
Camada espinhosa
Camada basal

Fonte: Elaborada pela autora.

A camada BASAL, também conhecida como camada germinativa, é composta por células queratinócitas basais que residem na membrana basal, a camada mais profunda da epiderme próxima à derme. Essas células são cuboides, com núcleos definidos, alinhadas em uma fileira que funciona como uma barreira permeável. Elas desempenham um papel importante na renovação do epitélio, acumulando gradualmente queratina e contribuindo para as camadas mais superficiais da epiderme. A queratina é uma proteína composta por cerca de quinze aminoácidos, sendo a cisteína um dos principais componentes. Esse aminoácido, que contém enxofre em sua estrutura molecular, é capaz de formar ligações de dissulfeto, conferindo à queratina sua estrutura tridimensional e características como resistência, elasticidade e impermeabilidade à água. A concentração de cisteína na queratina varia em diferentes partes do corpo, como na pele, cabelos e unhas, dependendo do processo de queratinização. A renovação epidérmica, desde a geração de queratinócitos na camada basal até o achatamento e perda do núcleo na camada córnea, é um processo constante. A taxa de renovação, variável conforme idade e área de exposição da pele ao ambiente externo, pode variar de 20 a 45 dias, sendo um indicador significativo da saúde da pele. (Costa, 2012).

Além das células queratinócitas, na camada basal também são encontradas células de Merkel e melanócitos. As células de Merkel, de formato oval, são células sensoriais responsáveis pela sensibilidade ao meio ambiente, como textura e temperatura. Enquanto os melanócitos, são células nucleadas que sintetizam melanina, o pigmento responsável pela coloração da pele. Ela é produzida no retículo endoplasmático rugoso dessas células a partir do aminoácido tirosina, sendo acumulada em vesículas chamadas melanossomas e transferida para os queratinócitos, conferindo proteção contra os raios UV e determinando a pigmentação da pele (Lambert *et al.*, 2019).

Na camada ESPINHOSA da epiderme, encontramos as células queratinócitas em estágio ligeiramente diferenciado, juntamente com as de Langerhans. Os queratinócitos nessa camada estão dispostos em fileiras (geralmente de cinco a quinze fileiras), conectados entre si por desmossomos. Eles são um pouco achatados, com um núcleo central e uma menor quantidade de água em seu citoplasma em comparação com os queratinócitos da camada basal. Além disso, contêm grânulos contendo lipídios (como ceramidas, colesterol e ácidos graxos) e enzimas, e ainda apresentam atividade mitótica (Costa, 2012).

As células de Langerhans são células dendríticas derivadas da medula óssea e estão predominantemente presentes na camada espinhosa. Sua principal função é identificar antígenos e apresentá-los aos linfócitos T, desempenhando assim um papel essencial na proteção imunológica da pele (Abdo; Sopko; Milner, 2020).

A camada GRANULOSA da epiderme é composta por três a cinco fileiras de células queratinócitas achatadas, ainda com núcleo central, mas com um citoplasma rico em grânulos de querato-hialina.

A membrana celular dos queratinócitos nessa camada torna-se mais permeável a íons, especialmente cálcio, que, ao ativar peptidases, converte a profilagrina em filagrina. Esta última desempenha um papel fundamental na agregação de queratina e outras proteínas nas camadas mais superficiais da epiderme, contribuindo para a formação do estrato córneo. Esse processo de conversão da profilagrina em filagrina é essencial para manter a integridade da epiderme, promovendo hidratação, formação de barreira, acidificação, coesão da pele e proteção solar (Addor; Aoki, 2010).

Os grânulos lamelares presentes na camada granulosa possuem uma membrana delimitadora ao redor de uma pilha de lamelas lipídicas, com cerca de 200 nm de diâmetro. Essas organelas, inicialmente observadas na camada espinhosa, acumulam-se durante a diferenciação na camada granular. Nas células mais superficiais dessa camada, a membrana delimitadora do grânulo lamelar funde-se com a membrana plasmática da célula, liberando seu conteúdo para o espaço intercelular. Esse conteúdo extrudado reorganiza-se para formar as lamelas intercelulares do estrato córneo, desempenhando um papel essencial na formação da barreira de permeabilidade da pele. Estudos indicam que os grânulos lamelares são derivados do aparelho de Golgi, mais especificamente do trans-Golgi, e contêm uma variedade de lipídios, incluindo fosfoglicerídeos, esfingomielina e glicosilceramidas. Um componente lipídico peculiar é a linoleato glucosilceramida, composta por ω-hidroxiácidos de 30 a 34 carbonos. Além disso, os grânulos lamelares contêm hidrolases ácidas, como glucocerebrosidase, esfingomielinase e fosfolipase A, assim como proteases e peptídeos antimicrobianos. Defeitos nos grânulos lamelares estão associados a diversas doenças de pele, incluindo condições ictiosiformes e comprometimento da função de barreira cutânea (Wertz, 2018).

A camada LÚCIDA é encontrada somente na epiderme espessa. É composta de células translúcidas, anucleadas e achatadas, ligadas umas às outras por meio dos desmossomos. Essas células contêm eleidina, uma proteína obtida a partir da transformação do complexo de aminoácidos querato-hialina, a matéria sem vida depositada na forma de grânulos minúsculos dentro do protoplasma das células vivas (Abdo; Sopko; Milner, 2020).

O estrato córneo, também conhecido como camada CÓRNEA, constitui a camada mais externa da pele, composta por células mortas, achatadas e sem núcleo, cujo citoplasma é rico em queratina. Essa camada passa por um processo contínuo de descamação, durante o qual os queratinócitos mortos secretam beta-defensinas, oferecendo proteção contra microrganismos. Além disso, o manto hidrolipídico da pele, produzido pelas glândulas sebáceas e excretado pelas glândulas sudoríparas apócrinas, alcança a superfície cutânea por meio dos caminhos intercelulares, estabelecendo uma importante barreira de proteção para a pele e determinando os caminhos de permeação de substâncias tópicas (Abdo; Sopko; Milner, 2020). Em 1975, Michaels *et al.* propuseram um modelo esquemático para explicar o estrato córneo do ponto de vista da permeabilidade, chamado *"brick & mortar"*, em que os tijolos são os corneócitos e o cimento são os lipídios. Esse modelo foi revisado e confirmado por Johnson *et al.* em 1997 e é aceito até hoje como o mais adequado para a compreensão do arranjo celular e dos trajetos tortuosos para a permeabilidade cutânea (Michaels; Chandrasekaran; Shaw, 1975).

DERME

A derme, situada logo abaixo da epiderme, é conhecida na histologia como tecido conjuntivo, exercendo um papel fundamental na sustentação da epiderme e na prevenção do surgimento de rugas. Essa região é dividida em derme papilar, localizada superficialmente, e reticular, mais profunda (Souza *et al.*, 2020).

A camada papilar é fina e composta por tecido conjuntivo frouxo, apresentando limites externos irregulares em forma de papilas dérmicas que se projetam em direção à epiderme, promovendo uma aderência mais firme entre essas duas camadas. Áreas da pele sujeitas a maior atrito, como cotovelos e joelhos, tendem a possuir uma maior densidade de papilas dérmicas.

Por sua vez, a camada reticular abrange toda a complexidade funcional da pele. Nesta camada encontram-se o sistema linfático, uma variedade de tipos celulares (como fibroblastos, macrófagos, linfócitos, mastócitos e plasmócitos), nervos, vasos sanguíneos e diferentes tipos de fibras, como colágeno, elásticas e de reticulina. Além disso, a derme contém água, aminoácidos, vitaminas, oligoelementos e outros componentes naturais de hidratação.

A distribuição de água na pele é distinta entre a epiderme e a derme: enquanto na epiderme a maior quantidade de água encontra-se no interior das células, na derme, ela está presente no meio extracelular (Figura 2.3). Ademais, ela também abriga diversas terminações nervosas sensíveis ao toque, pressão, variações de temperatura, dor, coceira e outras sensações, como os discos de Merkel, corpúsculos de Meissner, terminações de Ruffini, corpúsculos de Pacini e bulbos terminais de Krause (Beny, 2013).

Figura 2.3: Distribuição de água na epiderme e derme.

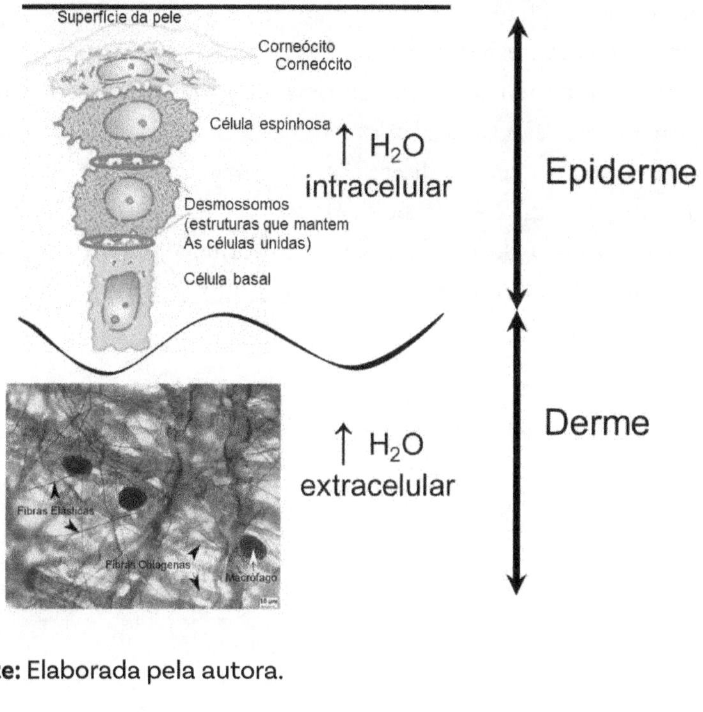

Fonte: Elaborada pela autora.

Além disso, na derme estão localizados os anexos da pele, derivados da epiderme, como pelos, glândulas sebáceas, glândulas sudoríparas (écrinas e apócrinas) e unhas.

HIPODERME

A hipoderme, também conhecida como tecido subcutâneo, constitui a camada mais profunda da pele, estabelecendo a ligação entre a pele propriamente dita e os músculos e ossos subjacentes. Composta por tecido conjuntivo frouxo, essa camada é rica em adipócitos, terminações nervosas e vasos sanguíneos de maior calibre. Os adipócitos são primordiais no armazenamento de gordura, podendo variar tanto em tamanho (por hipertrofia) quanto em número (por hiperplasia) ao longo da vida. Sua notável elasticidade os capacita a armazenar até dez vezes o seu próprio tamanho em gordura. Quando atingem sua capacidade máxima, o organismo é estimulado a produzir novos adipócitos para acomodar o excesso de gordura (Cunha; Cunha; Machado, 2014).

Anatomicamente, a disposição dos adipócitos no primeiro septo do tecido subcutâneo difere entre os sexos masculino e feminino. Nos homens, eles são organizados em câmaras diagonais e unidades menores, enquanto nas mulheres, a organização ocorre em câmaras verticais (Figura 2.4). Essa distinção na disposição das células de armazenamento de gordura surge durante a puberdade, sendo influenciada pelo hormônio estrogênio e outros processos bioquímicos associados a ele.

Figura 2.4: Diferenciação do tecido subcutâneo entre os sexos.

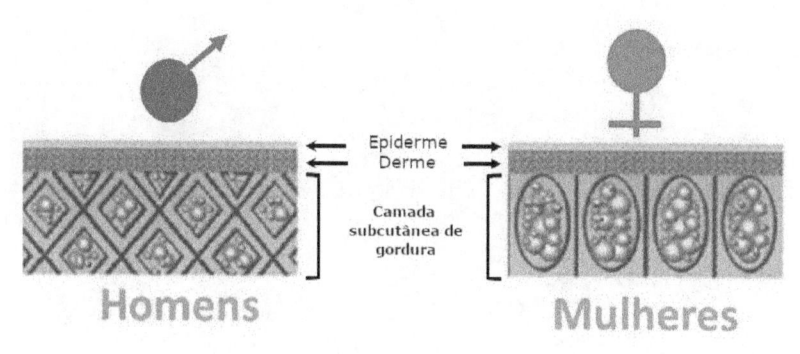

Fonte: Elaborada pela autora.

Além de servir como isolante térmico e reservatório de nutrientes, a hipoderme é importante na proteção do corpo contra traumas, ao mesmo tempo que permite a mobilidade da pele em relação às estruturas adjacentes. Os adipócitos presentes nessa camada são responsáveis por diversos processos bioquímicos do organismo, incluindo a lipólise (quebra de gordura) e a lipogênese (síntese de gordura), os quais podem ser inibidos ou estimulados por neurotransmissores e hormônios (Figura 2.5) (Fonseca-Alaniz *et al.*, 2006).

Figura 2.5: Inibidores (-) e estimulantes (+) da lipólise no adipócito.

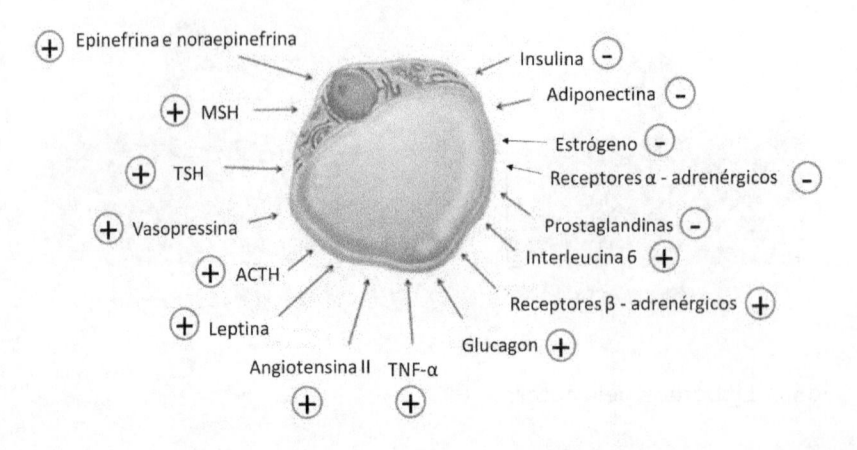

(+) Epinefrina e noraepinefrina
(+) MSH
(+) TSH
(+) Vasopressina
(+) ACTH
(+) Leptina
Angiotensina II (+)
TNF-α (+)
Glucagon (+)
Receptores β - adrenérgicos (+)
Interleucina 6 (+)
Prostaglandinas (-)
Receptores α - adrenérgicos (-)
Estrógeno (-)
Adiponectina (-)
Insulina (-)

Fonte: Elaborada pela autora.

Em suma, a busca por uma pele equilibrada abrange não apenas a superfície visível, mas toda a sua estrutura, desde a epiderme até a hipoderme. Cada camada exerce funções específicas e interdependentes, contribuindo para a saúde e vitalidade da pele como um todo.

2.2 A pele desequilibrada

A saúde e o aspecto da pele desempenham um papel essencial no bem-estar geral de cada indivíduo. Uma pele saudável funciona como uma barreira protetora contra agentes patogênicos, regula a temperatura corporal e exibe uma textura suave, hidratada e uniformemente tonalizada. Diversos fatores, tanto internos quanto externos, exercem influência sobre a saúde cutânea e sua aparência. Assim, a genética, processo natural de envelhecimento, desequilíbrios hormonais, exposição à radiação UV e luz azul, uso de produtos químicos, hidratação inadequada, deficiências nutricionais, intervenções terapêuticas e estilo de vida são apenas alguns exemplos de elementos que podem afetar negativamente a saúde da pele, manifestando-se em oleosidade, acne, comedões, hiperpigmentação, rugas, flacidez, desidratação e um desequilíbrio geral do organismo. Diante dessa gama de influências, fica a questão: é comum encontrar pessoas com uma pele verdadeiramente saudável? (Oliveira *et al.*, 2024).

A pele é suscetível a uma variedade de mudanças, que abrangem desde as distintas características entre os tipos de pele de diferentes sexos até as transformações durante a gravidez, as particularidades da pele dos recém-nascidos, as alterações decorrentes do envelhecimento e as peculiaridades observadas na pele de pessoas obesas, diabéticas e de diversos fototipos. Apenas uma minoria apresenta uma pele naturalmente equilibrada, sendo que as características consideradas normais podem ser facilmente influenciadas pela idade, temperatura, umidade ambiental e exposição a estresses mecânicos ou químicos. Além disso, é importante considerar os três desequilíbrios comuns da pele: pele oleosa, pele seca e pele envelhecida (Alam, 2010).

A pele com excesso de oleosidade, brilhosa ou gordurosa pode resultar do aumento na produção de sebo durante a adrenarca, presença de acne devido a desequilíbrios na produção de androgênios, queratinização anormal e proliferação de *Cutibacterium acnes* ou seborreia (Figura 2.6).

Figura 2.6: Imagem autofluorescente indicando uma pele facial oleosa, utilizando uma lâmpada de Wood.

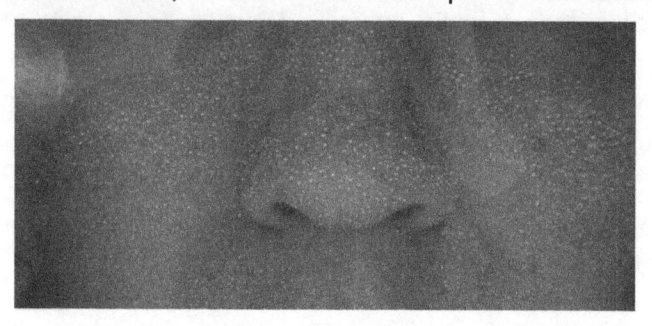

Fonte: Elaborada pela autora.

Os pacientes com acne de início tardio tendem a desenvolver uma forma inflamatória da condição, mais frequentemente localizada no queixo e apresentando menos comedões, além de serem afetados pela presença de *Cutibacterium acnes* e um aumento significativo na produção de sebo. Estudos, como o de Cardiff (1991), indicaram que o diâmetro dos poros foliculares tende a aumentar com a idade, o que poderia explicar a menor ocorrência de comedões em pacientes pós-adolescentes, uma vez que poros maiores têm uma capacidade superior de drenagem do sebo. Além das flutuações hormonais sistêmicas, a produção excessiva local de esteroides, especialmente andrógenos, está associada à acne. Os sebócitos são responsáveis pela produção de hormônios esteroides, incluindo andrógenos (como testosterona e 5α-dihidrostestosterona), estrogênios (estradiol e estrona) e glicocorticoides (corticosterona e cortisol) (Slominski *et al.*, 2013). Outros fatores possíveis que foram considerados incluem o diâmetro dos poros foliculares, resistência de *Cutibacterium acnes* a antibióticos, tabagismo, uso excessivo de cosméticos, predisposição genética e estresse (Heng; Chew, 2020).

A pele seca autodiagnosticada é frequentemente o resultado de uma disfunção na barreira do estrato córneo, levando a uma maior perda de água transepidérmica e resultando em sensações de ressecamento, tensão e descamação. Esse ressecamento pode ser uma consequência secundária de práticas excessivas de limpeza, que removem os lipídios naturais do estrato córneo, exposição à radiação UV, condições climáticas extremas ou o uso de agentes como retinoides. Por outro lado, a pele sensível (Figura 2.7) é clinicamente caracterizada por sensações sensoriais distintas, como ardência, queimação, formigamento, dor e coceira. Muitas vezes, pode ocorrer eritema facial e outras áreas do corpo podem ser afetadas, impactando significativamente a qualidade de vida. A pele sensível é uma condição prevalente, mais comumente relatada por mulheres (Alam, 2010).

Figura 2.7: pele sensível caracterizada com eritema facial.

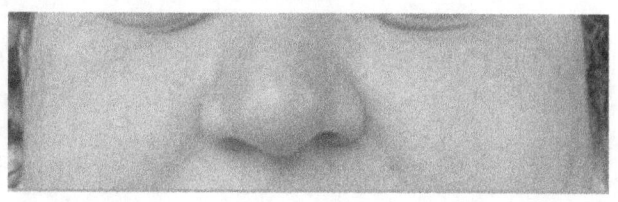

Fonte: Acervo da autora.

As flutuações hormonais durante o ciclo menstrual, amamentação e a menopausa foram sugeridas como possíveis desencadeadores da pele sensível. Além disso, vários outros fatores contribuem para esse estado clínico, como idade, mudanças metabólicas, tipo de pele, comprometimento imunológico, função de barreira débil, desidratação, deficiência de vitamina D, hipotireoidismo e psoríase. A síndrome da pele sensível também pode ser agravada por elementos ambientais externos, como exposição à radiação ultravioleta, ventos fortes, variações de temperatura extremas, baixa umidade, poluição atmosférica, consumo de alimentos picantes e exposição a produtos químicos. (Wollenberg; Gimenez-Arnau, 2022).

Em contraste, a pele envelhecida (Figura 2.8) apresenta-se como uma pele espessa e coriácea com rugas mais profundas e pigmentação irregular (Krutmann; Gilchrest, 2006).

Figura 2.8: pele envelhecida caracterizada com flacidez, hiperpigmentação e acromia.

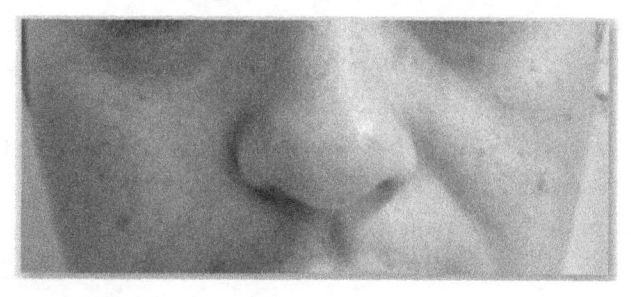

Fonte: Acervo da autora.

A pele desempenha um papel vital como uma barreira protetora contra os elementos externos e como um regulador térmico essencial para manter a estabilidade interna do corpo. No entanto, o processo natural de envelhecimento provoca uma série de danos à pele, incluindo a redução do colágeno, acúmulo de pigmentos, aumento das espécies reativas de oxigênio (ROS), inflamação e atividade enzimática proteolítica, que resultam na diminuição da quantidade de colágeno na matriz extracelular. Esse processo degrada a integridade da pele, tornando-a mais suscetível ao desenvolvimento de rugas. Do ponto de vista histológico, o envelhecimento cronológico é marcado por um notável afinamento da pele, refletido em ressecamento e formação de rugas (Heng; Chew, 2020). A exposição aos raios ultravioleta (UV) resulta em um aumento significativo das metaloproteinases da matriz (MMPs), as quais são essenciais na degradação do colágeno, contribuindo assim para o aumento da propensão ao desenvolvimento de rugas. À medida que envelhecemos, a capacidade regenerativa da pele diminui progressivamente, resultando em sintomas como rugas, ressecamento, flacidez, e ocorrência de hiperpigmentação, incluindo manchas de idade, sardas, melasma e hiperpigmentação pós--inflamatória (HPI) (Sreedhar; Aguilera-Aguirre; Keshav, 2020).

Outros fatores ambientais de risco, como a menopausa, também desempenham um papel significativo no surgimento de rugas na pele. O aumento do estresse oxidativo na pele, seja devido ao processo natural de envelhecimento ou à exposição aos raios UV, desencadeia a degradação do colágeno, exacerbando a presença de espécies reativas de oxigênio (ROS) devido à redução das enzimas antioxidantes, como a superóxido dismutase (SOD) e a glutationa peroxidase. Esse cenário resulta em um aumento adicional do estresse celular. Consequentemente, ocorre uma redução no conteúdo de colágeno e elastina, comprometendo as funções da pele e tornando-a mais propensa ao desenvolvimento de rugas (Nair; Santhanam, 2016).

A promoção da saúde da pele requer uma análise holística da saúde, a fim de obter informações cruciais para a avaliação clínica do paciente. Nesse contexto, é essencial iniciar obtendo informações sobre a autoavaliação do paciente, levando em consideração suas queixas e percepção pessoal do estado de saúde da pele. Em seguida, é importante considerar os fatores internos e externos, como hábitos alimentares, consumo de água e equilíbrio de nutrientes, juntamente com o histórico de doenças crônicas e resultados de exames laboratoriais, para investigar os padrões de vida do paciente. Além disso, uma avaliação abrangente da saúde da pele também inclui o registro de eventuais efeitos adversos de procedimentos estéticos e uso regular de medicamentos e cosméticos, bem como do acompanhamento por profissionais de saúde, como médicos, dentistas e esteticistas, e acesso a produtos cosméticos adequados. A avaliação da pele é complementada pela documentação fotográfica para análise comparativa. Para alcançar uma pele saudável, é fundamental contar com o acompanhamento de um profissional, que pode fornecer uma prescrição cosmética personalizada baseada em uma abordagem racional, flexível e adaptada aos hábitos de vida do paciente. (Oliveira *et al.*, 2024).

2.3 Anexos cutâneos

Os anexos cutâneos são estruturas especializadas da pele que exercem uma variedade de funções essenciais para o organismo. Esses anexos incluem os cabelos, glândulas sebáceas, glândulas sudoríparas e unhas. Cada um desempenha um papel único na regulação da temperatura corporal, proteção contra agentes externos, comunicação social e até mesmo na sensação tátil.

2.3.1 CABELO

Os cabelos são formados a partir da epiderme, quando a camada epidérmica cresce para baixo, no sentido do tecido da derme, formando o chamado folículo piloso. Em seguida, ocorre a formação da glândula sebácea, músculo eretor do pelo e formação da papila capilar. O novo fio capilar totalmente desenvolvido é nutrido pelos vasos sanguíneos por meio do bulbo capilar (Halal, 2012).

O ciclo do crescimento do cabelo compreende 3 fases: anágena, catágena e telógena.

- Fase anágena: é a fase de crescimento do folículo piloso. A duração dessa fase corresponde cerca de 2 a 6 anos. Aproximadamente 90 % dos fios encontram-se nessa fase.
- Fase catágena: nessa fase ocorre uma regressão das atividades das células, ocorrendo uma parada de divisão celular, os melanócitos param de produzir melanina e o folículo se contrai em direção à superfície, ficando com uma aparência esbranquiçada. Essa fase dura de 2 a 4 semanas.
- Fase telógena: é a fase de repouso do folículo piloso. Essa fase dura de 2 a 4 meses. O folículo piloso permanece no local até ser empurrado pelo crescimento de outro fio (Stenn; Paus, 2001).

O cabelo cresce de um tipo diferenciado de células-tronco. As células-tronco são localizadas em uma pequena saliência sob as glândulas sebáceas, ao lado do folículo. O citoplasma dessas células é completamente substituído por uma proteína chamada queratina. As células-tronco são produzidas e empurradas para o folículo. Após o preenchimento do folículo, uma coluna de células queratinizadas emerge no topo dele e se estende acima do couro cabeludo.

O couro cabeludo apresenta uma média de 100 mil fios, com uma taxa de perda de 35 a 40 fios diariamente. O cabelo cresce mais rápido em mulheres (0,36 mm/dia) do que em homens (0,34mm/dia). Não há diferença de crescimento capilar entre dia e noite, raspar ou cortar, ou mesmo durante o ciclo menstrual. No entanto, a taxa de crescimento diminui durante a gravidez e o mesmo sintoma ocorre em relação à densidade do cabelo para os dois sexos após os 50 anos de idade, sendo maior em jovens adultos. Esse processo de diminuição também em cabelos quimicamente super processados. Ademais, a taxa de crescimento é afetada com a escovação e técnicas de penteados inapropriados (Halal, 2012).

O fio capilar uma vez formado apresenta três camadas principais:
1) Medula;
2) Córtex;
3) Cutícula.

MEDULA

A medula é a camada mais interna do folículo capilar e pode ser contínua, descontínua ou simplesmente não estar presente em alguns tipos de cabelo. É composta por células anucleadas, lipídios e granulações pigmentadas. Possui estrutura esponjosa que se divide em medula fina (sem grânulos de melanina) e medula grossa (com grânulos de melanina).

A medula influencia as propriedades mecânicas e a cor dos cabelos. No primeiro instante da fase de germinação do fio, sua função é direcionar o novo fio até o poro. A medula é a única parte da fibra capilar que está em contato com o bulbo, sendo responsável por distribuir minerais e nutrientes até as pontas, permitindo que as células que são criadas no bulbo e fazem o cabelo crescer sejam levadas até as extremidades. Elas contêm glicogênio e podem ter melanossomas. A composição proteica da medula contém alto conteúdo de lipídio, pobre em cistina e rica em citrulina (aminoácidos), de modo que as pontes de enxofre são substituídas por ligações peptídicas que mantém a estrutura da medula coesa. Essa nutrição, a cor e o brilho do cabelo podem ser comprometidos quando a medula se desidrata e os espaços passam a ser preenchidos por ar. A integridade da medula é mantida por meio da alimentação e suplementação (Souza, 2019).

CÓRTEX

O córtex é a camada intermediária entre a medula e a cutícula. É considerado o principal componente do cabelo composto de queratina, sendo responsável por definir forma, cor, resistência, elasticidade, quantidade natural de umidade dos fios e força. O córtex é a parte mais volumosa, correspondendo a cerca de 90% do peso da haste. Nele os pigmentos e alisantes irão agir para alterar a coloração permanente e a estrutura do fio capilar (liso ou ondulado).

Ademais, é constituído de milhões de cadeias polipeptídicas, conectadas por três tipos de ligações laterais: de hidrogênio, de sal e dissulfeto. As cadeias individuais de proteínas (ligações peptídicas) são conectadas por ligações laterais para formar fibras minúsculas, chamadas de fio elementar polipeptídico. Três fios elementares se unem por meio das ligações laterais, formando protofibrilas. Estas, por sua vez, se torcem em grupos de nove a onze para formar feixes maiores, chamados de microfibrilas. A seguir, milhares de microfibrilas se cruzam e formam as macrofibrilas. Finalmente, seis macrofibrilas se entrelaçam para formar fibrilas, que compõem o córtex. O fio elementar é formado a partir de estruturas proteicas, constituídas por vinte aminoácidos em concentrações variadas (ácido aspártico, glutamina, ácido glutâmico, alanina, arginina, aspargina, arginina, cisteína, fenilalanina, glicina, histidina, isoleucina, leucina, lisina, metionina, prolina, serina, tirosina, tretinoína, triptofano, valina) (Pinheiro *et al.*, 2013). A ligação química que une os aminoácidos para formar a estrutura proteica do fio capilar (queratina) é chamada de ligação peptídica (N – C=O). Uma cadeia longa de aminoácidos conectada às ligações de peptídeos é chamada de polipeptídeo. Caso um produto químico rompa uma ligação polipeptídica, o cabelo se rompe, ocorrendo perda capilar por destruição da estrutura principal do fio. As proteínas são polipeptídeos longos, enrolados e complexos, compostos de aminoácidos. O formato de uma proteína enrolada é chamado hélice ou alfa-hélice. Essa ligação entre as proteínas é influenciada pelas ligações laterais (Mano; Mendes, 2013).

LIGAÇÕES LATERAIS

Para compreender completamente a estrutura e a função do cabelo, é fundamental explorar suas principais ligações laterais, que desempenham um papel fundamental na sua integridade, força, fle-

xibilidade e resistência. Nesse contexto, as ligações laterais do fio capilar podem ser classificadas em três tipos principais:
- Ligação de hidrogênio: ocorre quando um átomo de hidrogênio da porção ácida de um aminoácido se fixa em um átomo de oxigênio na porção ácida de outro aminoácido. Essas ligações são facilmente rompidas pela água ou calor e responsáveis pelo efeito molhado ou penteados térmicos. Embora seja caracterizada como uma ligação fraca, no cabelo, é representada como um terço da força total do cabelo por existir várias ligações de hidrogênio.
- Ligações iônicas: ocorre quando uma carga negativa de um aminoácido se fixa a uma carga positiva de outro. Essas ligações dependem do pH, sendo facilmente rompidas por soluções alcalinas ou ácidas fortes.
- Ligações de dissulfeto: é uma ligação forte covalente, na qual envolve átomos de enxofre de dois aminoácidos cisteínicos vizinhos para originar a cistina. Embora haja menos ligações de dissulfeto do que de hidrogênio e iônica, elas são mais fortes e representam um terço da força total do cabelo, criando mudanças estruturais e permanentes nos fios capilares quando submetidos a produtos químicos. As ligações de dissulfetos não se rompem com calor e água.

Em suma, o cabelo é constituído de queratina (80%) e componentes não queratinosos (20%). A queratina é composta por aminoácidos, formados por elementos químicos: carbono (51%), oxigênio (21%), hidrogênio (6%), nitrogênio (17%) e enxofre (5%) (Robbins, 2012).

CUTÍCULA

A cutícula compõe cerca de 10% da fibra capilar. É composta de cinco a sete camadas de células planas, dispostas como escamas de peixe, com bordas livres voltadas para a parte distal do pelo. A espessura dessas camadas celulares superpostas fica em torno de 350-450 nm.

São formadas por células cuticulares que contêm uma fina membrana externa, a epicutícula e mais duas camadas internas, a endocutícula e a exocutícula. As cutículas capilares são escamas transparentes que refletem a luz e, consequentemente, dão brilho aos fios, funcionando como uma parede transparente, protegendo o córtex contra agentes físicos e químicos. Assim, quanto mais saudável for a cutícula capilar, mais brilhante ficará o cabelo. A integridade da cutícula é influenciada pelo pH. Quando o pH fica abaixo de 2,0, ocorre desnaturação proteica. No intervalo de pH entre 3,0 e 5,0, fechamento de cutícula. Já o pH a partir de 8,0, observa-se a abertura da cutícula (Pinheiro et al., 2013).

TIPOS DE CABELO

Os tipos de cabelo se dividem em duas categorias distintas: lanugo e terminal, cada uma exibindo características específicas que variam conforme o sexo, idade, localização no corpo, influências genéticas e estado de saúde do indivíduo.

- Cabelos velos (lanugo): são curtos, finos e sedosos. Quase nunca possuem medula ou contêm melanina. Locais: testa, pálpebras e predominante em bebês. Além disso, mulheres tendem a ter 55% mais de pelos velos do que os homens.
- Cabelos terminais: é grosso e pigmentado ou grisalho. Tem medula. Locais: sobrancelhas e cílios (terminais primários), couro cabeludo, barba, peito, costas, pernas e região púbica (terminais secundários). Após a puberdade os velos se transformam em terminais (terminais secundários).

Os cabelos também são classificados dependendo do tipo de organização das ligações laterais presentes no córtex, do ângulo de posicionamento do bulbo e da integridade da cutícula, sendo encontrados os diferentes tipos de cabelos: extremamente enrolado, fino, poroso, grosso e resistente, denso (Halal, 2012).

2.3.2 GLÂNDULA SEBÁCEA

As glândulas sebáceas são estruturas normalmente associadas aos folículos pilosos e são responsáveis pela produção do sebo. Essas glândulas são exócrinas alveolares e holócrinas, ou seja, são produzidas no citoplasma da célula e liberadas pela ruptura da membrana plasmática, que destrói a célula e resulta na secreção do produto para o lúmen. Os alvéolos dessa glândula possuem uma camada externa de células epiteliais, as quais se diferenciam em células arredondadas que acumulam uma secreção de conteúdo lipídico. As células localizadas mais ao centro dos alvéolos morrem e rompem-se, liberando o sebo. As glândulas sebáceas possuem um ducto relativamente curto que termina, geralmente, no folículo piloso. Nas áreas onde não existem pelos, como nos lábios, as glândulas sebáceas eliminam sua secreção diretamente na superfície da pele. Elas são amplamente encontradas no couro cabeludo e em toda a parte do corpo onde apresenta o fio capilar. Contudo, são ausentes na palma das mãos e na planta dos pés.

Os adipócitos são as principais células das glândulas sebáceas. São provenientes de uma célula mesenquimatosa pluripotente. Estas possuem a capacidade de se diferenciar em adipócitos (tecido gorduroso), condrócitos (tecido conectivo), osteoblastos (tecido ósseo), miócitos (tecido muscular) etc. A célula superior é uma mesenquimal indiferenciada que, além de formar outros tipos celulares, dá origem aos fibroblatos e aos lipoblastos. Os lipoblastos diferenciam-se em células adiposas. Quando a gordura é mobilizada para atender às necessidades metabólicas do organismo, as células adiposas maduras podem voltar a apresentar apenas algumas gotículas em seu citoplasma. Há duas variedades de tecido adiposo, que apresentam distribuição no corpo, estrutura, fisiologia e patologia diferentes.

Uma variedade é o tecido adiposo comum, amarelo ou unilocular, cujas células, quando completamente desenvolvidas, contêm apenas uma gotícula de gordura que ocupa quase todo o citoplasma. A outra variedade é o tecido adiposo pardo, ou multilocular, formado por células que contêm numerosas gotículas lipídicas e muitas mitocôndrias. O tecido adiposo unilocular tem a função de armazenamento de energia, proteção contrachoques mecânicos e isolamento térmico, contribui para o dimorfismo sexual, além de atividade secretora, como, por exemplo: produção de adiponectina e leptina. A primeira é o hormônio que modula o metabolismo da glicose e dos lipídios no músculo e no fígado. Já a segunda regula a homeostasia da energia. Evidências atuais sugerem que, nos seres humanos, o principal papel da leptina consiste em suprimir o apetite quando a ingestão de alimentos é suficiente.

Se a leptina estiver ausente, a ingestão de alimento pode ser descontrolada, causando obesidade. O tecido adiposo multilocular tem a função de produzir calor. Na espécie humana, a quantidade desse tecido só é significativa no recém-nascido, com função auxiliar na termorregulação. A função desse tecido está restrita aos primeiros meses de vida pós-natal. Durante este tempo, o tecido adiposo multilocular produz calor, protegendo o recém-nascido contra o frio. Esse tecido é importante nos animais que hibernam. Embora não seja um tecido proeminente nos seres humanos, o tecido adiposo marrom está presente em indivíduos normais, o qual pode ser responsável pela termogênese induzida pela dieta, por meio da termogenina, uma proteína desacopladora terminogênica que atua como via de condutância de prótons, dissipando o potencial eletroquímico que existe por meio da membrana mitocondrial. É notável observar que o tecido adiposo marrom está reduzido ou ausente nos indivíduos obesos (Arsenijevic *et al.*, 2012). Os tecidos adiposos unilocular e multilocular apresentam as seguintes características (Quadro 2.1):

Quadro 2.1: características do tecido adiposo.

UNILOCULAR	MULTILOCULAR
Núcleo achatado e periférico	Núcleo esférico e central
Uma única grande gota de gordura	Várias pequenas gotículas de gordura
Citoplasma periférico	Citoplasma bem distribuído
	Número elevado de mitocôndrias

O sebo é uma secreção produzida pelas glândulas sebáceas que se destaca por sua constituição oleosa. A composição sebácea é formada por triglicerídeos, colesterol, ésteres de colesterol e ácidos graxos, além de porções da célula secretora. A função do sebo é lubrificar a superfície da pele e do fio capilar, aumentar a capacidade hidrofóbica da queratina e proteger os pelos. Além disso, o sebo possui ação bactericida.

As glândulas sebáceas sofrem alterações durante o desenvolvimento de uma pessoa em virtude das variações hormonais. Nos homens, é observado maior número de glândulas sebáceas em todas as regiões corporais quando comparado ao sexo feminino. Além disso, as glândulas sebáceas encontram-se hipertrofiadas e hiperfuncionantes, conferindo à pele masculina maior brilho e oleosidade. Isso se deve, sobretudo, ao maior estímulo androgênico sobre as glândulas sebáceas e ao fato dos sebócitos nos homens apresentarem até três vezes mais receptores androgênicos que nas mulheres.

Os homens apresentam maior produção de sebo, e seus poros são maiores. Homens caucasianos (pele branca) produzem, em média, $3\mu g/cm^2$ de sebo, enquanto as mulheres produzem $0,7$ $\mu g/cm^2$. Já as pessoas negras apresentam uma maior produção de sebo. Além disso, os tipos graves de acne são mais frequentes nos homens. A transformação da testosterona em 5α-DHT (dihidrotestosterona) e a síntese de lipídios sebáceos nos sebócitos humanos são reguladas pelo ácido linoleico, ligante do receptor ativado pelo proliferador de peroxissoma (PPAR).

O sebo exibe a propriedade de impermeabilização à água e é importante para a flexibilidade do estrato córneo. Todavia, a oleosidade excessiva é uma queixa cosmética comum dos homens. Enquanto a produção de sebo cai de maneira abrupta após a menopausa nas mulheres, a taxa se mantém significativa nos homens até os 80 anos de idade (Chowdhury; Zorec, 2012).

2.3.3 GLÂNDULAS SUDORÍPARAS

Manter a temperatura ideal para o corpo é essencial. A pele é um dos melhores exemplos quando falamos em regular a temperatura corporal. O ser humano é um animal de sangue quente porque mantemos a temperatura corporal constante em torno de 37°C, mesmo quando o ambiente não é muito favorável. Na pele temos receptores sensíveis à temperatura chamados de termorreceptores. Estes são responsáveis por captar estímulos do ambiente e transmitir impulsos nervosos à região de controle da temperatura do cérebro, o hipotálamo. Ao receber a mensagem o hipotálamo prontamente envia impulsos nervosos às glândulas sudoríparas para que produzam a transpiração. Ao evaporar o suor da pele, o calor é perdido e a temperatura corporal volta ao normal. Em situações de calor, as glândulas sudoríparas secretam suor e os vasos sanguíneos se dilatam, transferindo calor para o ambiente. Em situação de frio, os vasos da pele contraem-se e os pelos ficam levantados, o que permite a retenção de uma camada de ar que funciona como isolante, impedindo que o calor escape livremente, não ocorrendo a transpiração. A intensidade desta irá variar dependendo do estado emocional, fatores físicos como exercícios e hábitos alimentares como ingestão de pimenta (Alves *et al.*, 2006).

As glândulas sudoríparas são glândulas tubulares enroladas, derivadas das camadas exteriores da pele, mas se estendendo até a interna. São classificadas em glândulas sudoríparas écrinas e apócrinas. As primeiras estão localizadas na camada inferior da derme, mergulhada na matriz extracelular e banhada pelos constituintes do fator natural de hidratação. Distribuem-se em quase toda superfície do corpo (exceto lábios e órgãos sexuais). Devido à sua localização da glândula sudorípara, o suor écrino é composto: água, cloreto de sódio, ácido acético, ácido propiônico, ácido caprílico e caprônico, ácido lático, ácido ascórbico, ureia e ácido úrico. Inicialmente o suor não apresenta odor, ou seja, é inodoro. Mas é a partir da ação de bactérias, naturalmente presentes na pele, sobre os componentes do suor apócrino que são produzidas as substâncias fétidas. Os compostos responsáveis pelo odor são: os ácidos isovalérico, acético, láctico, propiônico, butírico, caproico e caprílico. Já as apócrinas são maiores, não desembocam diretamente na superfície; seus ductos se abrem para os folículos pilossebáceos. Estão presentes nas axilas, região mamária, umbilical e anogenital. Tornam-se ativas na puberdade e estão sob o controle de fibras nervosas simpáticas adrenérgicas e seu estímulo principal é hormonal. O suor apócrino é menos aquoso, devido à presença de proteínas, açúcares, amônia e ácidos graxos. Quando eliminado, não apresenta odor desagradável. No entanto, após a ação das bactérias Gram positivas, o pH da região torna-se alcalino, produzindo substâncias de degradação do suor, tais como: amônia, aminas, mercaptanas, outras substâncias sulfurosas e degradação de proteínas. A produção de suor diminui com o envelhecimento, tanto em homens quanto em mulheres (Cerqueira; Santos, 2013).

2.3.4. UNHAS

As unhas são anexos cutâneos localizadas sobre a superfície dorsal das falanges distais dos dedos da mão e do pé. As unhas normais se caracterizam por serem estruturas córneas translúcidas, flexíveis, brilhantes e resistentes, constituídas de oniquina, um polipeptídeo semelhante à queratina. As unhas são compostas por água, aminoácidos (cistina – em maior concentração comparada à pele se chamando de queratina dura, arginina e ácido glutâmico), lipídios, vitaminas (a vitamina D evita unhas quebradiças, por exemplo) e minerais (zinco, selênio e ferro).

Anatomicamente, a unha é composta por tecidos epiteliais, incluindo a matriz ungueal, a lâmina ungueal, a matriz dérmica, a cutícula e a prega ungueal (Figura 2.9). Esses componentes trabalham em conjunto para fornecer proteção à extremidade dos dedos, permitindo também a sensibilidade tátil. Além disso, a unha é responsável por ajudar na manipulação de objetos e na defesa contra lesões na ponta dos dedos.

Figura 2.9: Anatomia da unha.

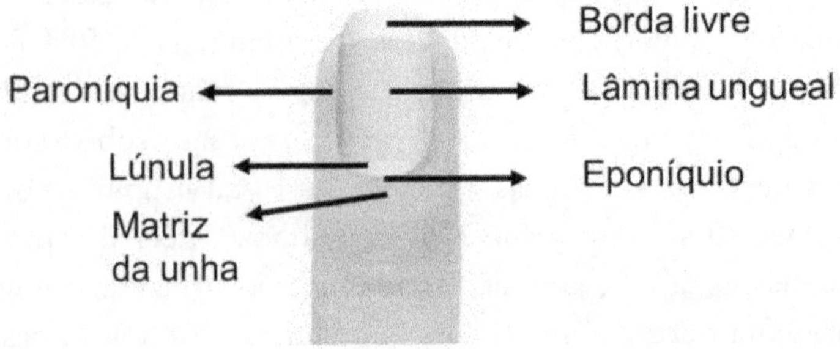

Paroníquia
Lúnula
Matriz da unha
Borda livre
Lâmina ungueal
Epiníquio

Fonte: Acervo da autora.

As unhas apresentam diversas funções: proteção da falange distal, defesa contra agressões do meio ambiente, embelezamento estético, alterações na saúde, efeitos psicológicos e adaptações sociais, além de diminuir estímulos, evitando a sensação de dor.

Estudos científicos evidenciam que o crescimento das unhas varia com a idade, sexo, etnia, fatores nutricionais e hormonais, cosméticos etc. As unhas das mãos crescem em média 1 mm/semana, enquanto as dos pés 0,5 mm/semana e as dos polegares crescem mais rápido que as demais. As unhas masculinas são mais fortes e espessas (0,384 mm) do que as das mulheres, que tendem a ser mais fracas e com espessura de 0,346 mm, diminuindo ainda mais durante a gestação. As unhas apresentam deformações devido a deficiências nutricionais, distúrbios metabólicos, doenças sistêmicas, medicamentos, afecções dermatológicas.

As unhas das mãos e dos pés são compostas por camadas de proteína. A espessura e a força das unhas são herdadas. Na pessoa com unhas quebradiças ocorre a separação ou quebra das camadas que compõem a unha. Onicorrexe é um exemplo de deficiência nutricional, doenças digestivas ou outros distúrbios de absorção, ocasionando unhas mais finas quebradiças, descamativas, devido a menor deposição de oniquinas e n° de ligações de enxofre. Para um crescimento saudável faz se necessária a suplementação de vitaminas, tais como: vitaminas A, D, E e vitaminas do complexo B (ácido pantotênico).

Outras causas de fragilidade das unhas são:
- Hematomas: ocorre quando a unha é batida e uma pequena quantidade de sangue é expelida e fica presa entre a unha e a pele abaixo dela. É comum que a unha se desprenda da base e caia, porém, aliviando-se a pressão imposta pelo sangue preso pode evitar que isso aconteça.
- Dermatite de contato: é causada por uma reação alérgica a uma substância ou produto que entrou em contato com a pele. Substâncias irritantes: álcalis ou ácidos fortes, óxido de etileno, sabões, detergentes, desinfetantes, abrasivos, talco, acetona, tinturas de cabelo etc. Os sintomas são coceira e vermelhidão sobre a área inflamada que fica quente e dolorida.
- Infecções por fungos: podem ser causadas por diferentes tipos de fungos e podem ser contraídas de várias maneiras, desde falta de higiene até o contato direto com fungos ou mal uso de unhas postiças. A unha afetada normalmente torna-se porosa envolta da área afetada e adquire uma coloração amarelo-esverdeada com o tempo. Se não tratada, a unha começa a se desfazer, conforme a queratina é dissolvida.
- Onicomicose: distrófica total da unha. Suas principais causas são deficiências imunológicas e circulatórias, umidades constantes e más condições de higiene (Araújo; Campos, 2013).

Capítulo 3:
TECNOLOGIA COSMÉTICA

A tecnologia cosmética é um campo em constante evolução, vital para a criação e aprimoramento de produtos que visam cuidar e realçar a beleza da pele, cabelo e corpo. Nesse amplo domínio, a compreensão da ciência e da técnica por trás dos ingredientes cosméticos e da manipulação dos produtos é fundamental. Esses aspectos são essenciais para entendermos os cosméticos que utilizamos diariamente, os quais são desenvolvidos para atender às diversas necessidades dos consumidores.

O cosmético é uma escolha amplamente adotada para preservar a saúde e o aspecto da pele ao longo da vida. Desenvolver um produto personalizado para atender às necessidades individuais de cada tipo de pele, independentemente da idade, é a última tendência do consumidor. Contudo, para efetivamente lançá-lo no mercado, compreender o cenário é igualmente imprescindível.

Para criar um produto cosmético (Figura 3.1), é essencial começar entender as necessidades do consumidor com empatia, combinada com um profundo conhecimento sobre o estado clínico da pele. Em seguida, é fundamental realizar um meticuloso rastreamento e seleção dos ingredientes ativos e excipientes, utilizando tecnologias avançadas para manipulação e garantindo a mais alta qualidade. Por fim, desenvolver uma estratégia de negócio sólida, alinhada com os valores da marca e as demandas do mercado.

Figura 3.1: Etapas de criação de um produto cosmético.

```
        Estratégia de negócio      6         1      Empatia com o
                                                    consumidor

        Tecnologia de                Criando um            Conhecimento sobre o
        manipulação e      5          produto       2      estado clínico da pele
        qualidade                    cosmético

        Rastreamento e seleção     4         3      Rastreamento e seleção
        de excipientes                               de ingredientes ativos
```

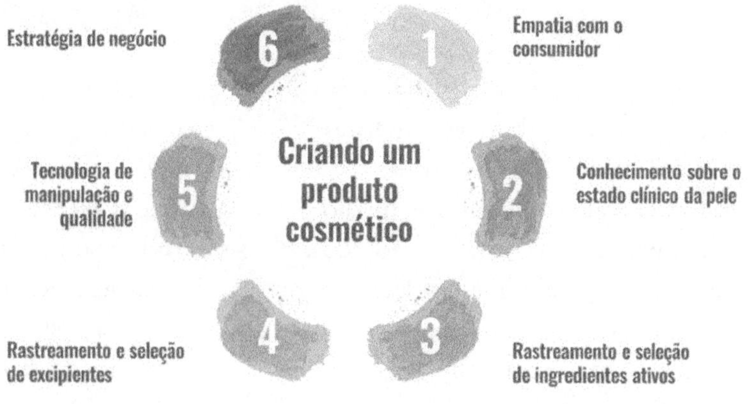

Fonte: Acervo da autora.

A seguir, o passo a passo do processo de desenvolvimento de um produto cosmético:

Passo 1 – Empatia com o Consumidor: inicialmente, é fundamental ouvir atentamente as necessidades dos clientes com empatia. Muitas vezes, as necessidades de um cliente refletem as de um grande grupo de pessoas, garantindo assim a viabilidade econômica da oferta e demanda do negócio. Isso não apenas fortalece a saúde financeira da empresa, mas também reforça seu compromisso com o cuidado e bem-estar da pele. A elaboração de uma pesquisa detalhada com perguntas certas permite que os clientes expressem suas necessidades específicas de cuidados com a pele, facilitando a criação de produtos de forma eficiente e precisa. Nesse modelo, o desenvolvimento é direcionado pela demanda do mercado, priorizando a satisfação do cliente sobre a introdução de novas matérias-primas.

Passo 2 – Conhecimento sobre o estado clínico da pele: compreender a fisiologia da pele é essencial para comparar o estado normal da pele com as preocupações apresentadas pelos clientes. Isso envolve uma análise detalhada do estado fisiológico, anatômico e bioquímico da pele do cliente, identificando suas necessidades específicas. Essa abordagem permite que a empresa identifique e incorpore características de reparação da pele de forma eficaz, ampliando assim seu portfólio com produtos voltados para atender às necessidades individuais das pessoas.

Passo 3 – Rastreamento e seleção dos ingredientes ativos: a busca por ingredientes ativos reparadores e/ou mantenedores do estado normal da pele é um passo decisivo. Existem diversos ingredientes classificados como de baixo e médio risco que podem ser incorporados em produtos cosméticos tópicos. Nesse sentido, para garantir a excelência do produto, é fundamental que sua formulação seja baseada em ingredientes ativos cujas propriedades biológicas, fisiológicas e segurança sejam reconhecidas e aceitas pela comunidade científica nacional e internacional.

Passo 4 – Rastreamento e seleção de excipientes: a seleção dos veículos é baseada em uma análise criteriosa das características fisiológicas e físico-químicas da pele, estabilidade e eficácia dos ingredientes ativos, tipo de embalagem e valor do produto. Os veículos desempenham um papel fundamental na determinação da forma cosmética do produto e devem ser selecionados de forma a garantir uma combinação adequada com os ingredientes ativos, assegurando assim a estabilidade e eficácia ao longo do prazo de validade do produto.

Passo 5 – Tecnologia de manipulação e qualidade: após a formulação do protótipo cosmético, uma série de avaliações é realizada para validar o produto junto aos consumidores. Essas avaliações incluem testes de estabilidade, avaliação sensorial, segurança clínica e toxicológica, além da eficácia do produto. Essa fase é determinante para garantir que o produto atenda aos mais altos padrões de qualidade e segurança antes de ser lançado no mercado.

Passo 6 – Estratégia de negócio: por fim, a elaboração de uma estratégia de negócio é fundamental para planejar a produção e comercialização do cosmético. Isso envolve compreender os processos de venda, identificar o público-alvo, desenvolvimento de embalagem atraente e estabelecer estratégias de marketing eficazes para promover o produto no mercado.

3.1 Ingredientes cosméticos

O conhecimento das matérias-primas é imprescindível para os formuladores de produtos cosméticos, como também para os profissionais que desejam prescrever a formulação para o bem-estar da pele das pessoas. Entre os ativos cosméticos podem ser citados os retinoides, antioxidantes, antiglicantes, ácidos graxos, extratos vegetais, oligoelementos, vitaminas, hidroxiácidos, microabrasivos, peptídeos, fatores de crescimento, filtros solares, água termal, adstringentes etc.

Esse conhecimento é importante, pois favorecerá a estabilidade e eficácia do ativo. Por exemplo, o filtro solar e um ativo anticelulite não podem compor uma mesma formulação, pois o filtro solar deve ser retido na camada córnea e não apresentar nenhuma absorção nas camadas inferiores da pele, enquanto o ativo anticelulite deve ser absorvido até a hipoderme. Diante dessa informação, o formulador pode propor formas farmacêuticas distintas para cada um desses ativos, como, por exemplo, um gel-creme para o filtro solar e uma nanoemulsão para o anticelulítico, ou seja, ele também precisa conhecer dos veículos que são ingredientes não ativos adicionados a uma formulação para conferir volume, consistência, estabilidade, ou para facilitar a administração ou aplicação do ativo cosmético.

A escolha do(s) ativo(s) e veículos leva em consideração a necessidade de cada tipo de pele. A pele apresenta diferentes características de acordo com as regiões anatômicas, etnia, idade e características de efeitos ocasionados com a exposição ao meio. Assim, a escolha de princípios ativos corretos e apropriados para o tratamento, além do veículo correto é de extrema importância para o sucesso do tratamento e para a satisfação do consumidor. Por exemplo, produtos para a pele de bebê, os ativos e veículos devem ser criteriosamente selecionados e devem respeitar a fisiologia da pele do bebê para evitar absorção em camadas mais profundas e/ou irritabilidade. Por este motivo, todos os produtos cosméticos de uso infantil são classificados como grau de risco 2.

Outro fator importante na escolha do princípio ativo é considerar as principais causas de incompatibilidade, oriundas de um caráter iônico das matérias-primas, do pH da formulação, da solubilidade e da instabilidade dos princípios ativos devido à fatores internos e/ou externos à formulação, como, por exemplo, hidrólise, temperatura, luz, oxigênio, contaminação microbiológica etc. Também podemos citar a incompatibilidade de princípios ativos ácidos em géis iônicos. O ácido retinoico e outros α-hidroxiácidos requerem pH ácido (pH~3,0) para terem uma eficácia esperada como *peeling* químico, sendo impossível incorporar em gel carbopol 940 (polímero carboxivinílico). Isto é justificado porque o carbopol 940 é um gel iônico dependente de pH, ou seja, é formado somente em pH acima de 5,5. Nesse caso, os princípios ativos ácidos são incorporados em géis não iônicos, como o hidroxietilcelulose.

Para o melhor entendimento do roteiro de pesquisa de um ativo, segue abaixo uma lista não exaustiva para facilitar o desenvolvimento de uma formulação:

1) Local de aplicação na pele;
2) Camada da pele em que o ativo deve apresentar a eficácia;
3) Estrutura química de um ativo (pesquisar a função química e ligações intermoleculares);
4) Concentração ativa na formulação;
5) Estado físico (sólido, líquido, gasoso);
6) Solubilidade;
7) pH de eficácia e estabilidade;
8) Condições de estabilidade;
9) Incompatibilidade com outros ativos e veículos;
10) Condições de armazenamento e embalagem;
11) Legislação.

Em um primeiro momento, o aprendizado sobre ativos cosméticos pode parecer desafiador, dada a ampla variedade disponível no mercado. Porém, é decisivo superar essa barreira inicial. Para selecionar um ativo cosmético de interesse, é fundamental iniciar com um levantamento bibliográfico abrangente, consultando artigos científicos, livros, e-books, sites de patentes e outras fontes confiáveis. Esse processo de pesquisa permite uma compreensão mais profunda das propriedades, benefícios e aplicações de cada ativo, fornecendo uma base sólida para tomadas de decisão informadas durante o desenvolvimento de produtos cosméticos.

Em continuidade à temática ingredientes cosméticos, existem mais de 12 mil ingredientes utilizados em produtos dessa natureza, categorizados como ativos ou veículos. O termo excipiente na cosmetologia é frequentemente empregado para abordagem de formas farmacêuticas sólidas, enquanto a terminologia veículo é empregada para formulações líquidas e semissólidas, usadas como formas cosméticas. Os veículos são compostos por vários ingredientes (também chamados de componentes) e resultam em misturas com características específicas, tais como: surfactantes, umectantes, emolientes, espessantes ou polímeros, conservantes, essências, corantes e pigmentos (Costa, 2012).

Os ingredientes utilizados em produtos cosméticos são conhecidos pelo nome da substância e sua respectiva função na formulação. Existem regras específicas que norteiam a definição do "nome" da substância e um comitê internacional responsável pela nomenclatura formado por representantes do FDA (Food and Drug Administration), da Comissão Europeia, do Ministério da Saúde do Canadá e do Japão. Dessa forma, a nomenclatura das substâncias segue as diretrizes INCI, em inglês International Nomenclature of Cosmetic Ingredients (Nomenclatura Internacional de Ingredientes Cosméticos). O objetivo do uso da nomenclatura INCI é facilitar a identificação de qualquer ingrediente de forma clara, precisa e imediata não só no Brasil, mas em qualquer país no mundo e principalmente do ponto de vista sanitário, proteger e resguardar a saúde da população. No entanto, a partir de 1 de novembro de 2023 é obrigatório descrever a composição dos ingredientes em português de produtos de higiene pessoal, cosméticos e perfumes, para atendimento da Resolução da Diretoria Colegiada – RDC Nº 646, de 24 de março de 2022 (alterada pela Resolução da Diretoria Colegiada – RDC Nº 773/2023). É possível consultar a nomenclatura dos ingredientes em português no site da Anvisa[1].

Todos os componentes incorporados na formulação encontram-se em concentrações correspondentes à função estabelecida no momento da pré-formulação. Alguns deles apresentam mais de uma função, conforme a concentração determinada. Muitos componentes mesmo em baixa concentração apresentam a função estabelecida. Na maioria das vezes encontra-se nos rótulos os seguintes veículos:

- Água: é o ingrediente mais utilizado em produtos cosméticos, em geral, o componente majoritário. Antes de iniciar a manipulação, o primeiro passo é aferir o pH da água. Este deve ser neutro (pH 7,0) para evitar incompatibilidade com ativos e veículos, pois as cargas iônicas podem ionizar alguns princípios ativos, alterando o perfil de absorção e/ou desestabilizando emulsões, podendo ser incompatível com surfactantes e espessantes. Uma água deionizada ou destilada armazenada por mais de 24 horas pode se tornar ácida. Assim, recomenda-se utilizar uma água dentro dos padrões especificados para a formulação. Portanto, esta também não pode ser fonte de contaminação microbiológica.

Algumas marcas de cosméticos como a Vichy utilizam um tipo de água diferenciada nas formulações, a água termal. A água termal é rica em oligoelementos, como sódio, magnésio, zinco, boro e manganês que regulam o funcionamento normal da pele com efeito hidratante e anti-inflamatório. Para utilizar a água termal nas formulações, é necessária a avaliação do controle de qualidade (Seite, 2013).

- Surfactantes: são substâncias orgânicas, cuja função é diminuir a tensão superficial da água quando misturada em líquido não miscível (óleo) por apresentar grupos com características polares e apolares. Os surfactantes são imprescindíveis nas formulações de uso tópico, pois estão presentes na maioria

---

[1] Disponível em: https://www.gov.br/anvisa/pt-br/assuntos/cosmeticos/traducao.

dos produtos cosméticos, como produtos de higiene, emulsões, condicionadores etc.

Podem ser classificados em iônicos e não iônicos. Os primeiros podem ser anfóteros, aniônicos e catiônicos. O surfactante anfótero tem dois ou mais grupos funcionais que dependendo do pH da fórmula, o surfactante adquire característica de surfactante aniônico ou catiônico (Ex.: cocoamidopropil betaína). O surfactante aniônico ioniza-se em solução aquosa, produzindo carga negativa (Ex.: lauril sulfato de sódio, cetearil sulfato de sódio), surfactante presente frequentemente em xampus; enquanto o surfactante catiônico produz cargas positivas em meio aquoso (Ex.: cloreto de cetil trimetil amônio), surfactante presente frequentemente em condicionadores capilares.

- Umectantes: solubilizam em fase aquosa e têm características higroscópicas, sendo capazes de reter água na formulação. Devido à sua propriedade higroscópica mantém a estabilidade da formulação por evitar a evaporação da água durante o armazenamento, ou seja, mantendo a viscosidade ao longo do prazo de validade. Além disso, os umectantes são utilizados como hidratante, justificada pelo mecanismo de retenção de água da pele. Os mais utilizados são: propilenoglicol, glicerina e sorbitol.
- Emolientes: solubilizam em fase oleosa, apresentam a função de auxiliar a maciez e plasticidade da pele, formam um filme semioclusivo e são capazes de reduzir a sensação de ressecamento. Os emolientes são utilizados para auxiliar a função do manto lipídico produzido pelas glândulas sebáceas, melhorando o aspecto do estrato córneo e do microrrelevo cutâneo. Quanto à formulação, os emolientes alteram as características sensoriais do veículo. Por exemplo, cremes hidratantes para massagem apresentam uma alta concentração de emolientes, melhorando o deslizamento do produto sobre a pele.

Exemplos de emolientes: hidrocarbonetos (vaselina líquida e sólida), glicerídeos (óleos graxos), álcoois graxos e derivados de silicone. Escolher um emoliente para uma formulação depende de vários fatores, dentre eles: estrutura química, polaridade, peso molecular, espalhabilidade, viscosidade e solubilidade.

- Espessantes: são agentes de consistência com a função de aumentar a viscosidade da formulação, melhorando a estabilidade, viscosidade e espalhabilidade. Geralmente são utilizados os emolientes supracitados e polímeros hidrofílicos. Os polímeros são macromoléculas resultantes da união de muitas unidades de moléculas pequenas (monômeros). Podem ser iônicos e não iônicos. Os polímeros iônicos formam géis com pH na faixa de 6,0 a 7,5 e são incompatíveis com substâncias ácidas. Para formar o gel faz-se necessária a adição de um agente corretor de pH (trietanolamina ou hidróxido de sódio). Exemplos incluem o carbopol e polaxamer. Os polímeros não iônicos são estáveis em ampla faixa de pH, sendo compatíveis com substâncias ácidas, podemos exemplificar com hidroxidoetilcelulose e goma xantana. Os polímeros também são classificados quanto à forma de obtenção em naturais, semissintéticos e sintéticos. Os mais utilizados são: ágar, pectina, ácido algínico, alginato, metilcelulose, carboximetilcelulose, hidroxietilcelulose, carboximetilcelulose sódica, polímero carboxivinílico, copolímeros de cloreto de dialquildimetilamônio e acrilamida.
- Conservantes: são ingredientes com função de prevenir a oxidação (antioxidantes e quelantes) e a contaminação microbiana (preservantes) das formulações cosméticas.

Os antioxidantes incorporados nas formulações podem ter ação na formulação ou na pele. Na formulação apresentam dois mecanismos, impedindo ou retardando a oxidação dos componentes:

1) A molécula sofre reações de redução, evitando a oxidação dos componentes da formulação (ex.: metabissulfito de sódio);

2) O antioxidante capta os radicais livres, provenientes de um processo oxidativo (ex.: BHT).

Outros exemplos de antioxidantes utilizados em formulações cosméticas são: butil hidróxido anisol (BHA), vitamina C ou seus ésteres e vitamina E e seus ésteres. Esses últimos e principalmente seus ésteres são frequentemente empregados na formulação como antioxidantes da pele, quando utilizados em concentrações e veículos adequados. A vitamina C em água é facilmente degradada.

Agentes quelantes são substâncias que apresentam a propriedade de complexar íons metálicos (Ca, Mg, Fe, Cu), inativando e impedindo a ação danosa sobre os componentes da formulação. Os íons metálicos presentes na formulação quando estão livres e são incompatíveis com outros ingredientes podem alterar a coloração da fórmula durante o prazo de validade. São exemplos de agentes quelantes: etilenodiaminotetracético (EDTA), hidroxietilenodiaminotriacético (HEDTA), ácido dietilenotriaminopentacético (DTPA) e ciclodextrinas. A ciclodextrina também é uma opção de veículo para obter nano sistemas, pois devido a estrutura molecular tem propriedade de adsorção.

Os preservantes são utilizados para inibir o desenvolvimento microbiano por contaminação bacteriana ou fúngica. Já os conservantes podem ser inativados por pH ou incompatibilidade com ingredientes ou até mesmo se no processo de fabricação do produto cosmético, as boas práticas de fabricação não foram adequadas, são exemplos: parabenos, fenoxietanol, imidazolidinil ureia, DMDM hidantoína, metildibromo glutoronitrila e quatérnio-15.

A Anvisa disponibiliza no seu site[2] a RDC 528/2021, referente à lista de substâncias de ação conservante permitidas para produtos de higiene pessoal, cosméticos e perfumes e internaliza a Resolução GMC Mercosul nº 35/20.

- Essências e Aromas, Corantes e Pigmentos: as essências são utilizadas como flavorizantes. Flavorizantes são substâncias

---

[2] Disponível em: https://antigo.anvisa.gov.br/documents/10181/5284308/RDC_528_2021_.pdf/b5f44e81-46ca-4eb5-a5f9-8e84ed067400.

(naturais ou sintéticas) que, adicionadas a um produto cosmético, conferem um odor característico. Aromatizantes são substâncias que além do odor, conferem sabor característico. Os cosméticos que utilizam aroma são os produtos labiais.

Pigmentos, que se subdividem e orgânicos e inorgânicos, são insolúveis no meio em que são aplicados; os corantes são solúveis. O corante só confere cor, mantendo a transparência do meio em que foi aplicado; enquanto o pigmento absorve, deixando-o opaco.

A agência também disponibiliza em seu site[3] a RDC 628/2022, referente à lista de substâncias corantes permitidas para produtos de higiene pessoal, cosméticos e perfumes e internaliza a Resolução GMC Mercosul nº 16/2012.

De acordo com o que foi apresentado, o entendimento das características dos ativos e veículos são fundamentais para o desenvolvimento da formulação (Costa, 2012; Rowe; Sheskey; Quinn, 2009).

3.2 Manipulação de produtos cosméticos

O manipulador de produtos cosméticos inicia a sua jornada de trabalho organizando o ambiente de manipulação, sua visão se adequa conforme o volume de produção, seja em laboratório de desenvolvimento de fórmulas, farmácia magistral ou indústria cosmética. No geral, a rotina de trabalho segue da seguinte forma:

1) Higienização das mãos e utilização das vestimentas;
2) Checagem da limpeza do laboratório (ambiente e equipamentos);
3) Análise da água (checagem do pH, condutividade e análise microbiológica);

---

[3] Disponível em: https://antigo.anvisa.gov.br/documents/10181/6407780/RDC_628_2022_.pdf/81224157-360e-4c4c-8dc7-428995d2e0a5.

4) Selecionar as vidrarias e verificar o funcionamento dos equipamentos;
5) Organização do processo produtivo (matéria-prima e embalagem);
6) Cálculo da formulação, correspondendo o qsp do veículo (conteúdo);
7) Pesagem;
8) Manipulação conforme a técnica de preparo, respeitando a solubilidade, interação entre os componentes e fatores de instabilidade;
9) Envase e rotulagem.

Todas essas etapas podem estar descritas em um Procedimento Operacional Padrão (POP). O setor desenvolvimento de fórmulas é responsável pela elaboração do POP, explicando como deve ser manipulada cada fórmula. Atualmente, as indústrias cosméticas têm o interesse em reduzir o tempo de desenvolvimento de fórmulas, evitando a instabilidade desta ao misturar os componentes. Assim, para facilitar a aprendizagem e ao mesmo tempo atender à necessidade atual do mercado, sugiro aos estudantes propor uma ferramenta de levantamento de dados com as seguintes informações:

1) Escolher uma classe cosmética conforme a funcionalidade;
2) Selecionar os ativos e veículos incluindo o INCI do produto e o nome do fornecedor;
3) Informar as funções de cada componente;
4) Pesquisar as características físico-químicas, concentração usual, interações físico-químicas previamente publicadas e embalagem.

Para desenvolver uma formulação cosmética é necessário planejamento. O *briefing* de um produto cosmético vai desde a análise da necessidade do consumidor até a entrega do produto desejado. Nesse caminho da elaboração do produto é importante fazer o levantamento das vidrarias e equipamentos necessários para a manipulação e análise do controle de qualidade. A manipulação de um cosmético se inicia pelo desenvolvimento, passando por uma transposição de escala piloto até chegar à produção magistral ou industrial. Nesse contexto, segue uma lista não exaustiva de vidrarias e equipamentos:

- VIDRARIAS: béquer, proveta, cálice, Erlenmeyer, pipeta de pasteur, pipeta graduada, pipeta volumétrica, micropipeta, ponteira, bastão de vidro, gral e pistilo, termômetro, barra magnética e espátula.
- EQUIPAMENTOS PARA MANIPULAÇÃO: balança analítica, peneira granulométrica, triturador industrial, balança industrial, misturador em V, agitador magnético, agitador mecânico, hélices axial, multidentada e em U, reator com mixer e aquecimento, ultraturrax, banho-maria, spray-dryer, liofilizador, câmara climática, estufa, envasadora de pastosos, esteira de rotulagem, forma para batom, extrusora de sabonete, cortador de sabonete.
- EQUIPAMENTOS PARA CONTROLE DE QUALIDADE: microscópio óptico, centrífuga, pHmetro, condutivímetro, viscosímetro, volúmetro, analisador de textura, analisador capilar, mexameter, avaliador da hidratação e oleosidade.

O uso da tecnologia permite a criação de formulações cosméticas que atendem as perspectivas do consumidor em vários aspectos, como a compatibilidade do princípio ativo com o veículo, interação dos componentes com a pele e características sensoriais (textura, espalhabilidade, viscosidade etc.).

A variedade de ingredientes existente no mercado possibilita o desenvolvimento de novas formulações de uso tópico com maior segurança e estabilidade. Assim, diferentes formas farmacêuticas de uso tópico são disponíveis, de acordo com a sua respectiva indicação. A mistura desses ingredientes facilita a obtenção de uma forma cosmética com eficácia desejada, características adequadas a um determinado sítio-alvo, textura agradável, estabilidade e segurança.

As formas cosméticas são obtidas por meio de tecnologias de transformação, síntese e processamento das matérias-primas. As principais tecnologias empregadas no desenvolvimento de novos produtos envolvem a área da biotecnologia com a utilização de sistemas biológicos e organismos vivos, envolvendo microrganismos extratos vegetais e cultura celular; síntese química e enzimática; processos de transformação envolvendo a tecnologia de misturas e de partículas (micro e nanopartículas) e, sistemas de encapsulação (lipossomas, ciclodextrinas, emulsões secas).

Uma forma cosmética é estabelecida após a definição da operação farmacêutica compatível com a natureza físico-química, concentração, mecanismo de ação do princípio ativo e definição do local de aplicação, ou seja, em qual camada da pele precisa apresentar a sua eficácia. Portanto, forma cosmética é o estado final de apresentação dos princípios ativos após uma ou mais operações farmacêuticas executadas com a adição ou não de veículos apropriados. Na cosmetologia destacam-se as formas cosméticas: emulsões (cremes, loções e gel-creme), géis, soluções, dispersões, pomadas, pastas, óleos e aerossóis, soluções tônicas, óleos trifásicos, xampus, sabonete em barra, esmaltes, aerossóis, além de microemulsões, nanoemulsões, cristais líquidos e emulsões múltiplas. O desenvolvimento de uma nova formulação é criativo, atendendo sempre à necessidade do consumidor quanto à inovação da manutenção da pele em bom estado.

- EMULSÕES: é a principal a mais utilizada forma farmacêutica aplicada na área da cosmetologia. A emulsão é um sistema heterogêneo constituído de um líquido disseminado no seio de outro com ele imiscível. São compostas de três componentes principais: óleo, água e surfactante. O óleo com a água não se mistura, fica disperso com o auxílio do surfactante, ou seja, o óleo fica em uma fase chamada de fase dispersa (formando uma gotícula vista em microscópio óptico), a água fase dispersante e o surfactante fase interfacial (entre as fases), caso a emulsão formada seja O/A (óleo em água – "óleo dentro da água"). A água também pode fazer parte do meio disperso em forma de gotícula; nesse caso, é formada a emulsão A/O, muito comum em cremes para massagem, devido à alta concentração da fase oleosa no meio externo, o que favorece o deslizamento exigido para efetuar o procedimento.

De acordo com o tamanho das gotículas de sua fase dispersa e a técnica de preparo, as emulsões se classificam em cinco tipos:

1. Macroemulsões O/A ou L/H, A/O ou H/L – emulsões opacas, termodinamicamente instáveis, com partículas de tamanho maior que 400 nm e facilmente visíveis no microscópio;
2. Microemulsões – sistemas termodinamicamente estáveis, dispersões isotrópicas, transparentes, com gotículas de tamanho inferior a 100 nm e de baixa viscosidade (newtoniana);
3. Miniemulsões – é um tipo intermediário entre os dois primeiros, com tamanho de partícula variando entre 100 e 400 nm e com aparência branco-azulada;
4. Emulsões múltiplas (O/A/O e A/O/A) – as partículas dispersas são emulsões delas mesmas. São gotas de um líquido dispersado em gotas maiores de outro líquido, que é então disperso em uma fase contínua, geralmente da mesma natureza que o primeiro líquido.
5. Emulsões secas – é uma forma sólida à base de lipídios e sistema matricial, a partir do qual uma emulsão líquida é desidratada e pode ser reconstituída ao contato da água no momento da administração.

As macroemulsões também são classificadas quanto à viscosidade em cremes e loções. Os cremes (mais viscosos) contêm um maior conteúdo de fase oleosa (superior 20%), enquanto as loções apresentam uma proporção maior de água, tornando-a mais fluida.

Os componentes da fase oleosa de cremes e loções são: hidrocarbonetos, óleos, ceras, ácidos graxos, álcoois com cadeia graxa, ésteres sintéticos e silicones. Já os componentes de fase aquosa incluem: umectantes, agentes de consistência (espessantes poliméricos), álcoois e água. Além disso, outros componentes importantes são princípios ativos, conservantes, corantes, antioxidantes, sequestrantes e fragrâncias. A escolha deve ser realizada de acordo com as características desejáveis para o produto.

Formular uma emulsão é necessária a definição de alguns parâmetros sobre a fisiologia da pele, característica físico-química dos produtos e técnica de preparo. Então, antes do formulador ir ao laboratório é necessário planejar a formulação, elaborando o briefing do produto cosmético. Especificamente para a tecnologia das emulsões, segue o detalhamento das etapas:

1) Selecionar os componentes da fase oleosa: é importante ficar atento se o produto é destinado para pele oleosa, pois emolientes como palmitato e miristato de isopropila, butil estearato, isoestearato de isopropila, estearato de isocetila e manteiga de cacau devem ser evitados, pois são comedogênicos.

2) Selecionar a fase aquosa: nessa fase para melhorar a textura, espalhabilidade e estabilidade das gotículas são incorporadas também espessantes hidrofílicos. Esses espessantes podem ser iônicos ou não iônicos. Os espessantes iônicos são incompatíveis com ativos ácidos, sendo estáveis em pH neutro. Podemos citar um exemplo de iônicos o carbopol, e não iônicos os derivados da celulose.

3) Selecionar os surfactantes: existem bases autoemulsionáveis, compostas de substâncias que conferem um balanço de agentes de consistência, surfactantes e emolientes, permitindo a formação de cremes (maior concentração da base autoemulsionável) ou loções (em menor concentração). Os mais utilizados são álcool cetoestearílico/sulfato sódico de ceterila, álcool cetearílico e álcool cetearílico etoxilado, pois permitem a formulação de emulsões estáveis. Uma outra forma de selecionar agentes emulsivos é utilizando a técnica de EHL (equilíbrio lipófilo-hidrófilo).

4) Equipamentos e técnica de preparo: existem inúmeras formas de preparar uma emulsão. A técnica clássica é aquecer a fase aquosa e oleosa separadamente quando chegar a uma temperatura de 75° C, verter a fase aquosa na oleosa. Mas a técnica de preparo e os equipamentos podem ser levados em consideração para uma obtenção inovadora de uma emulsão,

como, por exemplo, desidratando a formulação e obtendo uma emulsão seca. Esse é um processo de encapsulamento de gotículas.

Todas as preparações precisam ser acompanhadas pelo controle de qualidade físico-químico para garantir a estabilidade. Dentre as principais instabilidades de uma emulsão, destacam-se: cremagem, floculação, sedimentação, coalescência e inversão de fases.

- GEL: é uma preparação semissólida composta de partículas coloidais que não se sedimentam (ficam dispersas), ou seja, é uma dispersão coloidal. É formado por polímeros hidrofílicos de diferentes estruturas moleculares. Polímero é uma palavra derivada do grego em que *polys* significa muitos e *meros* significa partes. Portanto, são basicamente substâncias de alto peso molecular, também chamadas de macromoléculas. Estas são provenientes do encadeamento de moléculas menores. Os principais agentes gelificantes são:
  – Carboximetilcelulose sódica (CMC-Na);
  – Hidroxietilcelulose (HEC);
  – Metilcelulose;
  – Hidroxipropilmetilcelulose (HPMC);
  – Hidroxipropilcelulose (HPC);
  – Carbômeros;
  – Aristoflex AVC (ácido sulfônico acriloildimetiltaurato e vinil-pirrolidona neutralizado);
  – Pemulen;
  – Polaxamero 407.

De acordo com as características dos polímeros, os géis podem apresentar natureza iônica ou não-iônica. Os de natureza não-iônica, por exemplo hidróxietilcelulose, possuem estabilidade em ampla faixa de pH, tornando-se possível a veiculação de substâncias de caráter ácido como os alfa-hidroxiácidos. Enquanto, os de caráter aniônico, por exemplo, carbopol, são pH dependentes, ou seja, apresentam-se estáveis em pH neutro ou próximo do neutro, sendo necessária a neutralização do polímero com substâncias de caráter básico, como o hidróxido de sódio (NaOH) e a trietanolamina (TEA).

Os géis são frequentemente incorporados em cremes, obtendo a forma farmacêutica gel-creme. São preparados por meio de hidratação direta dos polímeros, em que a forma hidratada constitui a fase dispersa, necessitando ou não do ajuste de pH. Uma forma farmacêutica gel geralmente contém: polímero, água, co-solventes, p.a., conservantes, umectantes e, caso necessário, corretor do pH. São compatíveis com princípios ativos hidrofílicos, sendo limitante a incorporação de princípios ativos lipofílicos. Na cosmetologia, os géis são muito indicados para pele oleosa e/ou acneica por não apresentarem material lipídico na formulação, podendo esta forma cosmética ser indicada para rosto e corpo em formulações refrescantes, calmantes e hidratantes por exemplo.

- POMADAS: são preparações semissólidas e lipofílicas, com característica viscosa e de oclusão da pele, podendo conter uma pequena quantidade de substâncias hidrofílicas. As bases de pomadas mais conhecidas são as de hidrocarboneto, substâncias hidrofóbicas que absorvem uma quantidade muito pequena de água. Os veículos mais comumente empregados para esse tipo de pomada são: vaselina, parafina, óleos vegetais, cera animal, glicerídeos sintéticos. Devido à sua composição oleosa, esse tipo de formulação apresenta poucos problemas de estabilidade e contaminação microbiana. No entanto, devido aos problemas sensoriais, não tem muita aceitação pelos consumidores. A região do corpo de maior interesse dessa forma cosmética são os lábios e cabelos, por exemplo, pomadas labiais e modeladora para tranças. Existem também outros tipos com características mais hidrofílicas, chamadas de pomadas absorventes de água e hidrofílicas. As absorventes em água absorvem quantidades mais significativas de água, levando a formação de uma emulsão A/O. Os veículos são: Petrolato hidrofílico (colesterol, álcool estearílico, cera branca e vaselina branca), Lanolina Anidra – contém no máximo 0,25% de água (gordura de lã refinada), Lanolina – contém de 25 a 30% de água (gordura de lã hidratada), Cold cream (cera de ésteres cetílicos, cera branca, óleo mineral, borato de sódio e água). Esse tipo de base é mais indicado nas formulações cosméticas vendidas em regiões de baixa umidade. Já as bases hidrossolúveis são compostas de polietilenoglicol (PEG) de baixa e alta densidade. Os PEGs não são oclusivos, pouco penetrantes e facilmente laváveis em água. São incompatíveis com iodo e parabenos.

- SOLUÇÕES E LOÇÕES TÔNICAS: são produtos cosméticos que produz uma sensação de bem-estar à pele e aos cabelos. Alguns exemplos de preparações tônicas incluem água micelar, tônico emoliente, água termal, tônico adstringente, loções tônicas antiqueda capilar e antisseborreicos. Essas formulações podem ser soluções ou dispersões que apresentam os princípios ativos incorporados em soluções aquosas, hidroglicólicas ou hidroalcóolicas.
- ÓLEOS MONO, BI E TRIFÁSICOS: os óleos, em geral, são responsáveis por criar um filme protetor sobre a pele, pois evitam a perda de água para o meio externo. Na cosmetologia, os óleos quando apresentados em uma forma farmacêutica são classificados em mono, bi e trifásicos. Os monofásicos contêm uma mistura de óleos com surfactantes, permitindo uma maior hidratação, sendo indicados para peles ressecadas. Além de formar um filme protetor, promovem uma textura macia, luminosidade e hidratação por até 24 horas. Os bifásicos, por outro lado, contêm uma fase oleosa e outra que não se mistura, podendo ser glicólica ou aquosa. Trata-se de uma versão um pouco mais suave do que a anterior. Os óleos trifásicos são compostos por três fases, como o próprio nome indica. Por terem densidades e polaridades diferentes, elas ficam visivelmente separadas: a fase oleosa contém óleos 100% vegetais que promovem a hidratação, a intermediária é composta por um agente condicionante da pele, e a aquosa contribui para a textura levíssima do produto. Essa combinação foi desenvolvida nas proporções adequadas para que o

produto tenha um sensorial agradável, sem impactos na ação hidratante.
- XAMPU: é um cosmético capilar que tem por finalidade a limpeza do cabelo e do couro cabeludo. Geralmente são aniônicos, apresentam um bom poder detergente e capacidade de gerar espuma, além da baixa toxicidade, o que contribui para uma excelente umectação e relação custo-benefício. As principais funções dos componentes são: tensoativo primário, tensoativos secundários (agentes promotores de espuma, condicionamento e espessamento, redutores de irritação). Ademais, há agentes com propriedades específicas (estabilizantes, modificadores do aspecto e odor, penteabilidade e lubrificação, ativos especiais e de marketing) e água. A composição majoritária do xampu é surfactante e água, podendo apresentar dificuldade na estabilidade da incorporação de substâncias ativas oleosas e alta concentração de ativos, ocasionando desestabilização do sistema e perda de viscosidade.
- SABONETE EM BARRA: são cosméticos com ação detergente acentuada utilizados para a higiene pessoal (corpo, rosto e mãos). São obtidos pelo processo de saponificação (material graxo ou álcali) ou por detergente sintético (Sais de alquil e Alquil éter sulfato). Para ser considerado de boa qualidade precisa apresentar solubilidade, poder espumante e detergente equilibrados. Isto é função dos materiais utilizados na fabricação. Outras matérias-primas são incorporadas para melhorar a qualidade do sabão, dentre elas: material de recheio (talco, dióxido de titânio, açúcar, resinas), essências, corantes, solventes (álcool, água), umectantes (glicerina, propilenoglicol) e conservantes. Além de limpar, os sabonetes podem ter ação hidratante, antisséptica, esfoliante e queratolítica.
- ESMALTES: são dispersões de pigmentos que não solubilizam, destinados a colorir as unhas das mãos e dos pés, para lhes dar um aspecto atraente e bem cuidado. Formam um filme impermeável, protegem as unhas do ressecamento e aumen-

tam a sua espessura, o que as tornam mais resistentes a traumas mecânicos. Devem apresentar as seguintes qualidades necessárias: poder aderente, brilho, facilidade de aplicação, tempo de secagem rápida (2 a 3 min), homogeneidade, elevado poder de cobertura, leveza, elasticidade e dureza suficiente, além de resistência, estabilidade e inocuidade. Os principais componentes têm a função de formar um filme uniforme, promover um sistema reológico tixotrópico e colorir. Para formar um filme é necessário o uso de diversos elementos. Dentre eles estão o agente filmógeno (nitrocelulose de 10 a 15%), resinas modificadoras que são os agentes de brilho e aderência (Aril-sulfonamida-formaldeído, resinas acrílicas, alquídicas e cetônicas), plastificantes (ftalato de butila 4 a 8%). Quanto aos solventes usa-se acetato de etila e acetona, quando se deseja secagem rápida; acetato de butila e etilenoglicol, para promover uniformidade do filme; diacetona álcool e acetato de etilenoglicol para propriedade de brilho e aderência; e etilenodiglicol, locais úmidos. Os co-solventes (etanol, isopropanol, butanol, isobutanol) e diluentes (tolueno, xileno e naftas alifáticas) e o sistema tixotópico, composto por argila (betonita), sílica e silicone complementam a formulação. Já a cor do esmalte é obtida com a incorporação de pigmento. Estes devem ser insolúveis nas lacas de nitrocelulose, ter boa estabilidade à luz, ser resistente quimicamente, possuir a capacidade de cobertura e intensidade de cor e ser compatível com o plastificante, com a resina e com o agente formador de filme.

- AEROSSÓIS: o aerossol é uma dispersão sólida de gás ou líquido gás que, sob pressão da embalagem, o produto é aplicado sobre a pele. As formas cosméticas mais desenvolvidas no sistema aerossol são os antitranspirantes e protetores solares, mas existem também spray capilar, espuma de barbear etc. São constituídos por: a) recipiente; b) válvula; c) concentrado; d) propelente. Sua composição irá variar conforme as características do princípio ativo. Geralmente o conteúdo terá os seguintes ingredientes: solventes, fragrância, regulador de pH, agentes anticorrosão e propelente. O propelente é o veículo chave do aerossol e tem a função de propulsionar o conteúdo para fora da embalagem. Existem vários tipos de gases utilizados como propulsores, a maioria dos quais são liquefeitos. Isso significa que, quando o gás estiver sob pressão, o concentrado estará na forma líquida. Nesse sentido, a válvula na lata tem a função de liberar o produto na forma de um spray ou uma espuma. São exemplos de propulsores: propano, clorofluorcarbono (CFC) e Éter dimetil (ou DME).

Existem outras formas cosméticas, como, por exemplo, o rímel, o pó compacto e o pó solto, os condicionadores etc. A lista de formas farmacêuticas para aplicação cosmética não é exaustiva, irá depender, primeiramente, da percepção do formulador quanto à veiculação de substâncias ativas que se adequam às diversas finalidades de uso (Costa, 2012; Ferreira, 2011; Rocha; Frederico, 2020).

Capítulo 4:
COSMÉTICOS CAPILARES

4.1 Xampus e condicionadores

XAMPUS

Por definição o xampu é uma forma cosmética capilar que tem por finalidade principal a limpeza do cabelo e do couro cabeludo. O xampu pode apresentar propriedades fundamentais e acessórias (Quadro 4.1):

Quadro 4.1: Propriedades dos xampus

FUNDAMENTAIS	ASSESSÓRIAS
Ação detergente balanceada	Fatores de Natureza Estética
Inocuidade dermatológica	Fatores relativos ao Manuseio: Fluidez Controlada
Baixo poder irritante sobre mucosas	Fatores relativos à aplicação: espuma, solubilidade frente a água dura (sais de cálcio e magnésio)
Ação amaciante	

Fonte: Elaboração da autora.

De um modo geral, a base de um xampu é composta por surfactante primário e secundário, agentes com propriedades específicas e água. Cada um desses ingredientes apresenta uma função específica na formulação.

O surfactante primário é o que define a forma cosmética xampu, pois tem como função principal promover a limpeza do fio capilar e couro cabeludo. Pode-se citar como exemplo: lauril sulfato de sódio 30%, que pode causar irritação na mucosa ocular, é utilizado principalmente em limpeza profundas, destinados frequentemente para xampus anticaspa. Outra substância, o lauril éter sulfato de sódio (LESS), pode ser comercializado na forma líquida/diluída à 28%, semissólida à 70% ou sólida 100%, incorporados usualmente em xampus e sabonetes líquidos de uso adulto e infantil. Além disso, há opções de surfactante primário, como o lauril sulfato de amônio 30%, lauril éter sulfato de trietanolamina 33% e lauril éter sulfossuccinato de amônio 28%, utilizados como uma excelente opção para xampus e sabonetes líquidos de uso infantil por apresentarem uma menor irritabilidade à mucosa ocular, couro cabeludo e pele. Existem também outras opções de surfactantes primários sugeridas nas formulações propostas neste tópico e são excelentes promotores de limpeza.

Os surfactantes secundários são tensoativos com funções acessórias à formulação. Podem ser classificados como não aniônicos, catiônicos ou anfóteros, são agentes promotores e estabilizadores de espuma, de condicionamento e lubrificação aos cabelos e maciez à pele, promotores de espessamento, redutores de irritação à pele e aos olhos (Quadro 4.2).

Quadro 4.2: Exemplos de surfactantes secundários e as funções aplicáveis em xampus.

Ingrediente	Função
Cocoamidopropilbetaína	Promotores e estabilizantes de espuma; Agentes de redução de irritação à pele e aos olhos; Promotores de espessamento da formulação; Agentes de penteabilidade aos cabelos
Dietanolamida de ácido graxo de coco 80	Promotores e estabilizantes de espuma; Promotores de espessamento da formulação; Agentes de lubrificação e penteabilidade aos cabelos; Agentes de condicionamento à pele
Dietanolamida de ácido graxo de coco 90	
Monoetanolamida de ácido graxo de coco	
Álcool laurílico etoxilato com 2EO	Promotores de espessamento da formulação
Diestearato de PEG 6000	
Monolaurato de sorbitan 80 EO	Agentes de redução de irritação aos olhos; solubilizantes de fragrâncias
Monolaurato de sorbitan 20 EO	

Fonte: Elaborado pela autora.

Um promotor de espessamento muito utilizado em xampus e sabonetes líquidos é o NaCl. É um eletrólito com a função de organizar o surfactante primário na formação das micelas e, consequentemente, ocorre o aumento da viscosidade. A Figura 4.1 mostra a relação da concentração do NaCl versus a viscosidade. O pico máximo refere-se à concentração micelar crítica (CMC), ou seja, a concentração máxima de eletrólito que deve ser incorporada para a formação máxima de micelas. Ao ultrapassar a concentração micelar crítica, as micelas são rompidas devido a uma inversão de cargas e a viscosidade é reduzida. O excesso de sal gera uma multidão de micelas cilíndricas com resultante separação, levando a uma fase líquida rica em tensoativo e uma fase aquosa com sal.

Figura 4.1: Determinação da concentração micelar crítica (CMC)

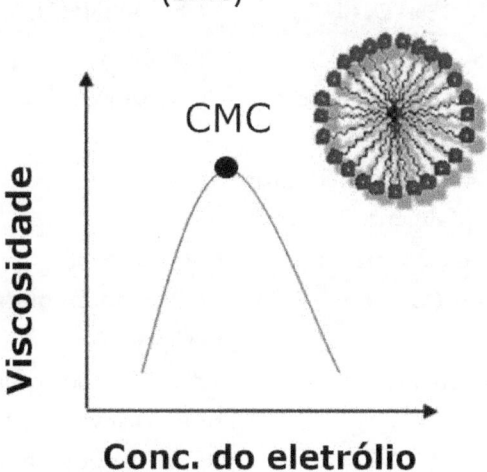

Fonte: Baseada em Ricardo Pedro, 2017. Elaboração da autora.

Os agentes com propriedades específicas são os estabilizantes, modificadores do aspecto e odor, os agentes de penteabilidade e lubrificação, além dos ativos especiais e de marketing. Ao final do preparo de um xampu, a forma cosmética deve apresentar um bom poder de detergência, ser aniônico (característica do surfactante primário), ser capaz de gerar espuma, baixa toxicidade, boa umectação e excelente relação custo-benefício.

O mercado de produtos capilares oferece uma variedade de xampus, cada um formulado para atender a necessidades específicas. Desde os econômicos até fórmulas inovadoras como o xampu sólido e o seco, há diversas opções para todos os tipos de cabelo e preferências. A seguir, serão apresentadas diferentes formulações de xampu, explorando os seus ingredientes e as técnicas de preparo de cada produto (Tabelas 4.1 – 4.7).

Tabela 4.1: Xampu Econômico

Objetivo da formulação	Priorizar ingredientes econômicos sem comprometer a eficácia na limpeza	
COMPONENTES (INCI)	**FUNÇÃO**	**%**
Água	Diluente	Qsp 100
Água, Lauril Sulfato de Sódio, Lauril éter Sulfato de Sódio, Cocamida MEA, Cocamidopropil Betaína (CalBlend ECO-1)	Surfactante primário e secundário	27.5
Hidroxietilcelulose (HEC)	Corretor de pH	0,08
Conservante, Corantes & Fragrância	Conservante, corante e perfume	qs
Técnica de preparo:	Adicione todos os ingredientes na ordem listada, misturando constantemente após a adição de cada um até que o lote fique uniforme, liso, homogêneo e livre de grumos ou partículas.	
Parâmetros	Aparência: líquido transparente. Viscosidade a 70°F: 20.000 cp. pH: 5,5.	

Fonte: Pilot Chemical. Elaborada pela autora.

Tabela 4.2: Xampu sem sal

Objetivo da formulação	Proteger cabelos tratados quimicamente, evitando o desbotamento da cor	
COMPONENTES (INCI)	**FUNÇÃO**	**%**
Água	Diluente	Qsp 100
Ácido Carboxílico Tridecete-7	Surfactante secundário	8,0
Hidróxido de potássio	Corretor de pH	0,8
Lauroil Sarcosinato de Sódio	Surfactante primário	5,0
Cocoanfodipropionato dissódico	Surfactante secundário	12,0
Lauril éter Sulfosuccinato dissódico	Surfactante primário	3,0
Manteiga de Karité PEG-50	Surfactante/agente dispersante	2,0
Tetrastearato de pentaeritritila PEG-150	Agente espessante/ estabilizador de espuma	2,0
Polímero cruzado de decilglucósido de oleato de sorbitano	Solubilizante de fragrância	1,0
Fragrância	Perfume	0,5
Conservante	Conservante	qs

Técnica de preparo:	1. Combine a água e o Ácido Carboxílico Tridecete-7. 2. Ajuste o pH para 6,0 com Hidróxido de Potássio. 3. Incorpore o Lauril Sarcosinato de Sódio, Cocoanfodipropionato dissódico, Lauril éter Sulfosuccinato dissódico, Manteiga de Karité PEG-50 e Tetrastearato de pentaeritritila PEG-150. 4. Aqueça a mistura entre 50 e 60°C. 5. Adicione o polímero cruzado de decilglucósido de oleato de sorbitano e misture até dissolver completamente. 6. Resfrie até 45°C e, em seguida, junte a fragrância e o conservante.
Parâmetros	Aparência: Líquido Transparente. pH: 6,0. Viscosidade: 3.000 cP.

Fonte: Colonial Chemical. Elaborada pela autora.

Tabela 4.3: Xampu gel condicionante

Objetivo da formulação	Proporcionar limpeza e condicionamento, mantendo uma experiência sensorial agradável	
COMPONENTES (INCI)	**FUNÇÃO**	**%**
Água	Diluente	61.31
EDTA dissódico	Agente quelante	0.10
Butilhidroxitolueno (BHT)	Antioxidante	0.01
Glicerina	Umectante	3.00
Acrilatos/polímero cruzado de acrilato de alquila C10-30, Polímero de Carbopol SC-800	Espessante	0.80
Coco-Glucoside (50% T.S)	Surfactante primário	20.00
Cocoanfodiacetato dissódico, (50% T.S)	Surfactante secundário	8.00
Cocoamidopropil betaína (30% T.S)	Surfactante secundário	3.33
Poliquatérnio-39 (10% T.S)	Agente condicionante	1.00
Fenoxietanol	Preservante	0.50
Hidróxido de sódio (18% T.S)	Corretor de pH	0.30
Fragrância de hortelã	Perfume	0.50
Tartrazina, Tartrazina amarela	Cor	0.10
CI 42900 D&C Blue N° 1	Cor	0.05
Glicerina, água (aqua), Extrato de Flor de camomila	Ativo calmante	1.00

Técnica de preparo:	1. Parte A: Em um recipiente adequado, dissolva o EDTA em água e misture completamente. Depois incorpore a glicerina e, em seguida, adicione o polímero de carbopol lentamente à água em alta velocidade de mistura. Mexa por 15 minutos para garantir que o polímero inche completamente. 2. Parte B: Em um recipiente separado, incorpore o Coco-Glucoside e Cocoanfodiacetato dissódico até ficarem homogêneos. 3. Adicione a Parte A à Parte B gradualmente, mexa por cerca de 20 minutos até ficar uniforme. 4. Pré-misture o Cocoamidopropil betaína e Poliquatérnio-39, adicione-os ao recipiente principal, batendo bem por 5 minutos. 5. Junte os conservantes, corantes, fragrância, corretor de pH e o ativo calmante, um por um, mexendo adequadamente após cada adição.

Parâmetros	Aparência: gel translúcido de cor verde. pH: 5,5-6,2. Viscosidade (mPa·s): 20.000-30.000 cps. Embalagem recomendada: garrafa/jarra. Estabilidade: três meses à temperatura ambiente, a 45 e 5° C. Quatro semanas a 50°C. Cinco ciclos de congelamento/descongelamento. Brookfield RV, Viscosímetro DVII+ (Brookfield AMETEK, Inc.) fuso n° 05 a 20 rpm, 25 °C a 24 horas.

Fonte: Lubrizol. Elaborada pela autora.

Tabela 4.4: Xampu livre de sulfato

Objetivo da formulação	Limpar o cabelo sem o uso de sulfatos agressivos como lauril sulfato de sódio e lauril éter sulfato de sódio	
COMPONENTES (INCI)	**FUNÇÃO**	**%**
Água	Diluente	71.20
Poliquatérnio 10	Agente condicionante	0.20
Goma xantana	Espessante	0.80
Musgo-da-irlanda	Ativo aumenta o brilho e a suavidade do cabelo	0.30
Coco Glucoside	Surfactante primário	15.00
Cocoanfoacetato de sódio	Surfactante secundário	5.00
Coco Betaína	Surfactante secundário	5.00

Pentilenoglicol, Água, Benzoato de sódio, Ácido benzoico	Conservante	2.00
Fragrância	Perfume	0.50
Ácido cítrico (50%)	Corretor de pH	qs
Técnica de preparo:	1. Pese a água e adicione goma xantana enquanto mistura, mantendo a velocidade de 700 – 800 rpm até hidratação completa. 2. Adicione o Poliquatérnio 10, Musgo-da-irlanda, Coco Glucoside, Cocoanfoacetato de sódio e Coco Betaína, sucessivamente, misturando na velocidade de 400 rpm. 3. Junte os conservantes, depois o perfume enquanto mistura completamente. 4. Ajustar pH para 5,5.	
Parâmetros:	Aparência: gel levemente viscoso com leve turbidez. pH: 5 – 6. Estável durante três meses aos 42°C e em temperatura ambiente.	

Fonte: Minasolve. Elaborada pela autora.

Tabela 4.5: Xampu para bebês

Objetivo da formulação	Fornece uma fórmula suave e segura para bebês e crianças. Livre de fragrâncias e corantes agressivos, fórmula suave no contato com os olhos e na pele delicada dos bebês.	
COMPONENTES (INCI)	**FUNÇÃO**	**%**
Água	Diluente	79,07
Lauril sulfato de amônio (30%)	Surfactante primário	10,0
Lauril Éter Sulfato de Amônio (60%)	Surfactante primário	5,0
Cocoamidopropil Betaína	Surfactante secundário	2,0
Colzamida PEG-4	Agente solubilizante	0,5
Ácido cítrico	Corretor de pH	0,08
Sulfato de amônio	Agente de viscosidade	0,35
Citrato de sódio	Agente tamponante	3,0
Corante & Fragrância	Corante e perfume	qs
Técnica de preparo:	Misture os ingredientes na ordem listada. A Cocoamidopropil Betaína é um intensificador de espuma nesse xampu suave eficaz com pH neutro, ajustado para 6 – 7.	

Fonte: Pilot Chemical. Elaborada pela autora.

Tabela 4.6: Xampu sólido

Objetivo da formulação	Promover uma alternativa sustentável de limpeza dos cabelos. Produto livre de água com redução da necessidade de conservantes e embalagens plásticas	
COMPONENTES (INCI)	**FUNÇÃO**	**%**
Cocoil Glutamato de Sódio	Surfactante primário	22.50
Lauril Glutamato de Sódio	Surfactante primário	22.50
Manteiga de Semente Mangifera Indica	Agente de consistência/emoliente	3.45
Óleo de semente de macadâmia integrifolia	Agente condicionante	3.45
Laurato/Sebacato de Poligliceril 4, Poligliceril 6 Caprilato/Caprato, Água	Solubilizante de fragrância/anti-irritante	10.00
Água da flor de Rosa Damascena, Caprilil Glicol Glicerina	Ativo antioxidante	5.00
Água, Glicerina, Celulose, Caprilil glicol, Goma Xantana	Espessante	11.10
Caprilil Glicol, Glicerina, Água	Umectante/conservante	2.00
Montmorilonita	Absorvente/ estabilizante/ regulador da viscosidade	10.00
Amido de milho	Absorvente/Agente antiaglomerante/regulador de viscosidade	10.00

Técnica de preparo:	1. Coloque todos os ingredientes em um béquer. 2. Aqueça a 85°C e mexa bem. 3. Despeje em um molde quando estiver homogêneo. 4. Deixe secar por 72 h.
Parâmetros:	Aparência: xampu seco verde. Estável após 3 meses à temperatura ambiente.

Fonte: Mina Solve. Elaborada pela autora.

Tabela 4.7: Xampu seco

Objetivo da formulação	Refrescar o cabelo entre as lavagens e absorver o excesso de oleosidade. Pó fino pulverizado no cabelo e couro cabeludo para revitalizar e dar volume instantaneamente, sem a necessidade de água.	
COMPONENTES (INCI)	**FUNÇÃO**	**%**
Água	Diluente	38,0
Álcool Benzílico, Água, Benzoato de Sódio, Sorbato de Potássio	Conservante	0,5
Metoxi PEG/PPG-7/3 Aminopropil Dimeticona	Agente condicionante	0,3
Betaína	Surfactante secundário	0,5
Ácido cítrico (20%)	Corretor de pH	0,5
Fragrância – Mexicana	Perfume	0,2
Amido de arroz dimetilimidazolidinona	Absorvente	48,0

Borossilicato de cálcio e sódio, óxidos de ferro, sílica, dióxido de titânio	Opacificante	2,0
77891, Dióxido de Titânio, Borossilicato de Cálcio e Sódio	Corante	3,0
Sililato de sílica dimeticona	Espessante	7,0
Técnica de preparo:	1. Agite a água com Álcool Benzílico, Água, Benzoato de Sódio, Sorbato de Potássio, Metoxi PEG/PPG-7/3 Aminopropil Dimeticona e Betaína. 2. Adicione individualmente o ácido cítrico e a fragrância. 3. Incorpore gradualmente o Amido de arroz dimetilimidazolidinona, Borossilicato de cálcio e sódio, óxidos de ferro, sílica, Dióxido de titânio, 77891, Dióxido de titânio, Borossilicato de Cálcio e Sódio. E por fim, junte o Sililato de sílica dimeticona. 4. Mexa rapidamente com a espátula e, em seguida, ligue o agitador até ficar homogêneo.	

Fonte: Baseado em Agrana. Elaborada pela autora.

Cada tipo de xampu oferece uma abordagem única para atender às diversas necessidades dos consumidores, desde a limpeza diária até soluções específicas para problemas capilares. Ao entender as diferentes formulações e seus objetivos, os consumidores podem fazer escolhas mais informadas e encontrar o xampu perfeito para cuidar de seus cabelos.

CONDICIONADORES

Enquanto o xampu limpa, o condicionador e a máscara capilar são essenciais para hidratar, nutrir e fortalecer os cabelos. São formas cosméticas cuja finalidade principal é promover o condicionamento dos cabelos após a lavagem com o xampu.

A composição básica de um condicionador compreende a incorporação de surfactantes catiônicos e não-iônico, emolientes, corretor de pH, corante, perfume e água. Os catiônicos apresentam a função de neutralização da carga negativa dos surfactantes primários presentes no xampu após a lavagem dos cabelos, ou seja, atividade antiestática. Dentre eles destacam-se: cloreto de cetil trimetil amônio, cloreto de estearil dimetil benzil amônio e mistura de álcool estearílico/metosulfato berrenil trimetilamônio.

Os emolientes, também chamados de sobreengordurantes, têm a função de restaurar o conteúdo graxo necessário ao cabelo (retirado pelo xampu) e dar corpo ao creme. Exemplos desses emolientes são: óleos graxos, gliceril estearato, dimeticone, lanolina e derivados. As características gerais de um condicionador são: função antiestática, emoliência e pH adequado (pH ácido 3,5 a 4,5) para o fechamento da cutícula do cabelo e aumento do brilho.

A seguir, serão apresentadas diversas formulações capilares com propriedades condicionantes, desde as versões tradicionais até as mais inovadoras, explorando seus ingredientes e a técnica de preparo (Tabelas 4.8 – 4.15).

Tabela 4.8: Condicionador proteção diária

Objetivo da formulação	Oferecer hidratação, nutrição e proteção diárias para os cabelos. Uma combinação cuidadosamente balanceada de ingredientes que suavizam, desembaraçam e fortalecem os fios, deixando-os macios, maleáveis e protegidos contra danos futuros.	
COMPONENTES (INCI)	**FUNÇÃO**	**%**
Água	Diluente	Qsp 100
Glicerina	Umectante	3,0
Poliquatérnio-10	Agente condicionante	0,3
Dimetil polissiloxano	Emoliente	3.0
Decametilciclopentasiloxano	Emoliente	3.0
Fenil Trimeticona	Emoliente	1,0
Poliacrilamida, Isoparafina C13-14, C9-11 PARETE-6	Espessante	2,5
DMDM Hidantoina	Conservante	0,4
Fragrância	Perfume	0,2
Ácido cítrico	Corretor de pH	Ajustar pH para 4.0-5.0

Técnica de preparo:	1. Misture a água, a Glicerina e Poliquatérnio-10 até ficar homogêneo na temperatura entre 70-75°C. 2. Adicione o Dimetil polissiloxano, o Decametilciclopentasiloxano e o Fenil Trimeticona lentamente garantindo a homogeneização batendo durante 3-5 minutos. 3. Resfrie a 40-45°C, junte o espessante na mistura e homogeneíze por 3-5 minutos. 4. Adicione ácido crítico para ajustar o valor do pH. 5. Junte a fragrância e misture por 10-15 minutos.

Fonte: Tinci Materials. Elaborada pela autora.

Tabela 4.9: Condicionador *leave-in*

Objetivo da formulação	Proporcionar hidratação contínua e proteção ao longo do dia, sem necessidade de enxágue. Uma fórmula leve e não gordurosa que é aplicada nos cabelos úmidos ou secos, deixando-os nutridos, suaves e protegidos contra os danos causados pelo ambiente externo.	
COMPONENTES (INCI)	**FUNÇÃO**	**%**
Água	Diluente	92.70
Glicerina	Umectante	0.30
Hidroxiacetofenona	Antioxidante/calmante	0.50
sr-polipeptídeo hidrozoário-1	Ativo promotor da síntese de colágeno	0.50

Hidróxido de sódio (2%)	Corretor de pH	0.25
Metossulfato de beentrimônio, Álcool cetoestearílico	Agente condicionante	2.20
Succinato de dietil, Capriloil Glicerina/ Copolímero de Ácido Sebácico	Agente condicionante	2.0
Cloreto de Cetrimônio	Agente condicionante	0.60
Óleo de coco	Emoliente	0.50
Etilhexilglicerina	Conservante	0.20
Fragrância	Perfume	0.25
Técnica de preparo:	1. Adicione água e glicerina a um recipiente e comece a misturar para criar um vórtice. 2. Aqueça o lote a 60°C e junte a Hidroxiacetofenona, sr-polipeptídeo hidrozoário-1 e o NaOH. mantendo a temperatura entre 75-80°C. 3. Em um recipiente separado, adicione o Metossulfato de beentrimônio, o Álcool cetoestearílico, o Succinato de dietil, Capriloil, a Glicerina/ Copolímero de Ácido Sebácico, o Cloreto de Cetrimônio e Óleo de coco e aqueça a 75-80°C e misture até ficar uniforme. 4. Incorpore a fase 3 a 2 com uma agitação mais vigorosa por 3 minutos ou até ficar uniforme e, em seguida, deixe resfriar até 40°C sob menor agitação. 5. Adicione o conservante e a fragrância quando o lote estiver abaixo de 40°C. Pare de misturar a 30°C. 6. Meça o pH e ajuste para 4,5-5,0, se necessário.	

Fonte: Geltor. Elaborada pela autora.

Tabela 4.10: Condicionador sólido

Objetivo da formulação	Oferecer uma alternativa sustentável aos condicionadores líquidos tradicionais. Uma barra compacta e altamente concentrada que, quando ativada com a água, libera ingredientes hidratantes e nutritivos para os cabelos, deixando-os macios, brilhantes e livres de resíduos.

COMPONENTES (INCI)	FUNÇÃO	%
Água	Diluente	66,3
Benzoato de sódio	Conservante	1,0
Esilato Betainato de araquidila/Beenila e Álcool araquidil/Behenílico	Agente condicionador	6,0
Manteiga de *Butyrospermum Parkii* (karité)	Hidratante/condicionador	1,5
Óleo de coco	Umectante	1,5
Óleo da semente de Argania Spinosa	Umectante	5,0
Alkano C15-19	Emoliente	5,0
Citrato de estearato de glicerila	Emoliente	0,5
Glucomanano, Laurato de Poligliceril-4, Caprílico/Caprico Triglicerídeo, Goma xantana	Espessante	8,0
Glicerina	Umectante	3,0
Lactato de sódio, Ácido láctico, Água	Agente tamponante	4,0
Fragrância	Perfume	1,2

Técnica de preparo:	1. Aqueça a fase aquosa água e Benzoato de sódio a 80°C;
	2. Faça o mesmo procedimento na fase oleosa composta por Esilato Betainato de araquidila/Beenila, Álcool araquidil/Behenílico, manteiga de *Butyrospermum Parkii* (karité), Óleo de coco, Óleo da semente de Argania Spinosa, Alcano C15-19 e Citrato de estearato de glicerila.
	3. Combine a fase 2 na 1 sob agitação por 10min a 1500 rpm.
	• Adicione o espessante, a glicerina e o agente tamponante por 10 min a 2.000 rpm, na temperatura de 70°C.
	• Junte o perfume e verta a mistura em uma forma.

Fonte: Baseado em Inabata France. Elaborada pela autora.

Tabela 4.11: Condicionador seco

Objetivo da formulação	Refrescar e revitalizar os cabelos entre as lavagens, sem água. Um pó leve que é aplicado nas raízes e comprimentos dos cabelos, absorvendo o excesso de oleosidade e proporcionando volume e frescor instantâneos, sem deixar resíduos visíveis.	
COMPONENTES (INCI)	**FUNÇÃO**	**%**
Butano-Isobutano-Propano	Propelente	75,00
Álcool Denat	Solubilizante	17,30

Octenilsuccinato de Amido de Alumínio	Agente suavizante/texturizante	3,00
Decametilciclopentasiloxano, Ciclohexasiloxano	Lubrificante	3,00
Metossulfato de bis-dimônio	Agente de condicionamento	0,80
Dimetil polissiloxano	Emoliente	0,50
Fragrância	Perfume	0,40
Técnica de preparo:	1. Adicione o etanol no recipiente de mistura. 2. Em seguida, junte o Decametilciclopentasiloxano, o Ciclohexasiloxano, o Dimetil polissiloxano e Metossulfato de bis-dimônio agitando bem. 3. Faça esse procedimento a 25 °C até a solução ficar homogênea. 4. Adicione a fragrância, misturando bem. 5. Coloque o Octenilsuccinato de Amido de Alumínio na lata de aerossol mantendo a agitação. 6. Agite a 25 °C até a solução ficar homogênea. 7. Adicione a solução produzida. 8. Use a válvula para fechar a lata e encha com o propelente.	

Fonte: Agrana. Elaborada pela autora.

Tabela 4.12: Condicionador infantil

Objetivo da formulação	Fornecer uma fórmula suave e segura para os cabelos delicados das crianças, deixando-os macios, suaves e fáceis de pentear, sem irritar os olhos.	
COMPONENTES (INCI)	**FUNÇÃO**	**%**
Água	Diluente	Qsp 100
EDTA tetrassódico	Agente quelante	0.10
Cloreto de guar hidroxipropiltrimônio	Agente condicionante	0.20
Glicerina	Umectante	2.00
Cloreto de beentrimônio	Agente condicionante	2.50
Cloreto de Cetrimônio	Agente condicionante	2.50
Olivato de sorbitano	Surfactante	0.50
Óleo de coco	Emoliente	4.00
Caprílico/Caprico/ Triglicerídeo láurico	Emoliente	3.50
Álcool cetílico	Surfactante	5.00
Monoundecilinato de gliceril	Conservante	1.00
Óleo de semente de *Helianthus Annuus* (girassol)	Emoliente	0.10
Proteína de Seda Hidrolisada	Hidratante	1.00
Pantenol	Hidratante	0.50
Fragrância	Perfume	0.50

Técnica de preparo:	1. Adicione água a um recipiente limpo e comece a misturar. 2. Adicione o ácido etilenodiamino-tetracético (EDTA) mexendo até dissolver completamente. 3. Em um recipiente separado, misture o Cloreto de Guar Hidroxipropiltrimônio e a glicerina. Adicione lentamente a granel e mexa até ficar homogêneo, aquecendo entre 75°C-80°C. 4. Incorpore Cloreto de Beentrimônio e Cloreto de Cetrimônio, misturando até ficar homogêneo. 5. Em um recipiente separado, coloque Óleo de coco, Caprílico/Caprico/ Triglicerídeo láurico, Álcool Cetílico e Monoundecilinato de Gliceril. Aqueça-os até 70-80° C para que derretam completamente. Adicione lentamente ao passo 4 enquanto continua misturando até emulsionar. Mexa por 10 minutos e deixe esfriar a 40°C. 6. Adicione o Óleo de Girassol, a Proteína de Seda Hidrolisada, o Pantenol e a Fragrância e misture até ficar homogêneo. 7. Despeje no recipiente desejado.
Parâmetros:	Aparência: Emulsão viscosa. Cor: Branco. pH: 4,70. Viscosidade, cPs 114.900.

Fonte: Baseado em Natura Aeropack Corporation. Elaborada pela autora.

Tabela 4.13: Condicionador livre de silicone

Objetivo da formulação	Oferecer hidratação e nutrição sem o uso de silicones pesados, deixando os cabelos macios, flexíveis e com um brilho saudável, sem o acúmulo de resíduos.	
COMPONENTES (INCI)	**FUNÇÃO**	**%**
Água	Diluente	Qsp 100
Poliquatérnio-81	Agente condicionante	6.50
Poliquatérnio-10	Agente condicionante	0.10
Álcool cetoestearílico	Espessante	5.50
Fragrância	Perfume	0.20
DMDM Hidantoina Iodopropinil butilcarbamato	Conservante	0.30
Técnica de preparo:	1. Aqueça a água a 65°C. Enquanto isso, adicione o Poliquatérnio-81 e Poliquatérnio-10. 2. Ao chegar na temperatura desejada, adicione a fase 1 e misture até derreter completamente. 3. Após homogeneizar, deixe esfriar abaixo de 55°C. 4. Por fim, junte os ingredientes restantes.	
Parâmetros:	Aparência: Líquido Viscoso Branco Opaco. pH: 6,0. Viscosidade 30.000 cps.	

Fonte: Colonial Chemical. Elaborada pela autora

Tabela 4.14: Máscara capilar

Objetivo da formulação	Proporcionar uma hidratação intensiva e reparação para cabelos danificados, restaurando a sua saúde, vitalidade e elasticidade	
COMPONENTES (INCI)	**FUNÇÃO**	**%**
Água	Diluente	Qsp 100
EDTA dissódico	Agente quelante	0,10
Glicerina	Umectante	1,00
Beenamidopropil Dimetilamina	Agente conservante	2,00
Ácido láctico 90	Corretor de pH	0,7
Carbonato de Dicaprilil	Emoliente	3,00
Manteiga de *Butyrospermum Parkii* (karité)	Emoliente	1,00
Álcool cetoestearílico	Surfactante	8,00
Óleo de Jojoba	Emoliente	0,50
Água, Benzoato de sódio Sorbato de Potássio, Cloreto de Cetrimônio	Conservante	0,80
F45391L THERMALE SA	Perfume	0,20

Técnica de preparo:	1. Misture a água, o EDTA, glicerina, Beenamidopropil Dimetilamina e aqueça entre 75 e 80ºC sob agitação suave até ficar homogeneizado. 2. Com ácido láctico ajuste o pH de 1 para 4 – 5,5. 3. Em outro béquer, misture o Carbonato de Dicaprilil, a Manteiga de *Butyrospermum Parkii* (karité), o Álcool cetoestearílico e o Óleo de Jojoba e aqueça de 70 a 75ºC até a fase ficar límpida e homogênea. 4. Adicionar a fase 3 em 1/2 e homogeneizar com Turrax a 9.000 rpm, mantendo o calor de 70 a 75ºC 5. Deixe esfriar e incorpore o perfume quando a emulsão estiver abaixo de 40ºC. 6. Ajuste o pH para 4 – 5,5, caso necessário.

Fonte: Thor. Elaborada pela autora.

Tabela 4.15: Antifrizz

Objetivo da formulação	Fornecer um produto capaz de controlar e minimizar o frizz nos cabelos	
COMPONENTES (INCI)	FUNÇÃO	%
Água	Diluente	Qsp 100
Glicerina	Umectante	0.50
Butilenoglicol	Umectante	0.50
Cloreto de guar hidroxipropiltrimônio	Agente condicionante	0.20
Cloreto de Cetrimônio	Agente condicionante	0.20

Glucoamido amodimeticona, Tridecete-7, Tridecete-8	Antifrizz	5.00
Siliconequaternium-17, PEG-7 Cocoato de glicerila, caprilil glicosídeo, lauril glicosídeo	Agente condicionante	2.00
Proteína Hidrolisada de Trigo	Propriedades nutritivas, reparadoras e formadoras de filme	0.15
Fragrância	Perfume	qs
PEG-12 Dimeticona	Solubilizante	0.30
Conservante	Conservante	qs
Ácido cítrico	Corretor de pH	qs
Técnica de preparo:	1. Aqueça a água a 60°C. 2. Combine a Glicerina, o Butilenoglicol, o Cloreto de guar hidroxipropiltrimônio e adicione-os à água, não é necessário aquecimento adicional. 3. Adicione o Cloreto de Cetrimônio, o Glucoamido amodimeticona, o Tridecete-7, o Tridecete-8 e o Siliconequaternium-17, PEG-7 Cocoato de glicerila, caprilil glicosídeo, lauril glicosídeo na fase 2. 4. Adicione a Proteína Hidrolisada de Trigo na fase 3. 5. Combine os ingredientes Fragrância, PEG-12 Dimeticona e o conservante na fase anterior. 6. Para finalizar, ajuste o pH para 5 com ácido cítrico.	

Parâmetros:	Aparência: Fluido transparente Viscosidade: 10-100 mPas (20rpm/ 20°C). pH: 5,0. Estabilidade 4 semanas à temperatura ambiente, 45°C.

Fonte: CHT Germany GMBH. Elaborada pela autora.

Os condicionadores e máscaras capilares são essenciais para manter a saúde e beleza dos cabelos, oferecendo uma variedade de fórmulas para atender às necessidades específicas de cada pessoa. As propostas de formulações apresentadas neste tópico são sugestivas para a criação de produtos capilares inovadores que proporcionam hidratação, nutrição e proteção duradouras, garantindo que cada pessoa possa desfrutar de cabelos bonitos, saudáveis e radiantes.

4.2 Alisantes e onduladores

O estado natural dos cabelos pode ser modificado com o uso de alisantes e onduladores, ou seja, a sua forma pode ser modificada, seja alisando um cabelo ondulado ou ondulando um liso. Se o cabelo foi estirado com auxílio de pente ou escova, o processo é alisamento, se foi colocado em rolos (bigoudis) o processo é de ondulação. A mudança do estado físico do cabelo pode ser classificada como temporária ou permanente.

- Modificação temporária: rompimento de ligações de hidrogênio e salinas por calor ou umidade. Os cabeleireiros se utilizam desta condição para mudar o penteado de suas clientes, molhando os seus cabelos, usando rolos para dar-lhes uma nova forma e secando-os para fixá-los;
- Modificação permanente: rompimento das ligações dissulfeto e peptídicas por substâncias redutoras (soluções de ácido tioglicólico e derivados do meio alcalino) ou alcalínicas (soluções de base: NaOH, KOH, carbonatos etc.). O tempo de contato da formulação no cabelo deve ser de 4-5min.

Estas modificações envolvem 2 estágios:
- 1° estágio – ruptura das pontes cruzadas: consiste na quebra das ligações cruzadas que são responsáveis pela forma do cabelo. Os quatro tipos de pontes cruzadas que estão envolvidos nesse estágio são: ligações salinas, hidrogênio, dissulfeto e peptídicas. Lembrando que quando ocorre rompimento das ligações peptídicas, perde-se a estrutura tridimensional da cadeia de queratina e o cabelo rompe-se.
- 2° estágio – fixação do cabelo na nova forma (neutralização): utiliza-se preparações neutralizantes, que irão restabelecer as novas ligações cruzadas resultando em cabelo liso ou ondulado. Os agentes oxidantes são as substâncias neutralizantes que irão restabelecer as ligações de dissulfetos rompidas por substâncias redutoras, mantendo o cabelo na nova posição. São exemplos de agentes oxidantes as soluções de peróxido de hidrogênio ($H2O2$), bromato de potássio, perborato de sódio, persulfato de amônia e clorato de sódio. No caso da utilização de soluções alcalina para romper as ligações cruzadas (preparações para alisamento), a neutralização se inicia lavando-se os cabelos com bastante água para retirar a solução da base e a seguir utiliza-se como neutralizantes soluções de ácidos fracos (ácido acético, cítrico, tartárico etc.) na proporção 0,5-1,0%. Em geral, as preparações neutralizantes contêm agentes quaternários ou gorduras emulsificadas que irão melhorar as condições do cabelo (brilho, maciez etc.).

A seguir, serão apresentadas sugestões de fórmulas que podem promover o alisamento ou ondulação do fio capilar, com tioglicolato ou NaOH como substância ativa. A viscosidade da formulação deve ser ajustada de acordo com a técnica de aplicação do produto: mais viscosa para alisantes e mais fluída para onduladores (Tabelas 4.16 e 4.17).

Tabela 4.16: Alisante ou ondulador com tioglicolato

Objetivo da formulação	Modificar a estrutura do cabelo para alisar ou ondular, dependendo da técnica utilizada, apresentando uma ação mais lenta.	
COMPONENTES (INCI)	**FUNÇÃO**	**%**
Água	Diluente	52.0
Silicato de alumínio e magnésio	Agente suspensor/Modificador de viscosidade	2.0
Álcool cetílico	Espessante	15.0
Vaselina	Emoliente	5.0
Óleo mineral	Emoliente	8.0
Estearato de glicerila, Estearato de PEG-100	Surfactante	5.0
Tioglicolato de Amônio 60%	Modificador da estrutura do cabelo	11.0
Hidróxido de amônio	Corretor de pH	2.0
Conservante	Conservante	qs

Técnica de preparo:	1. Enquanto a água aquece entre 75-80°C, adicione lentamente o Silicato de alumínio e magnésio enquanto agita o cisalhamento na velocidade máxima disponível. 2. Continue o procedimento até ficar totalmente hidratado. Misture a fase oleosa Álcool cetílico, Vaselina e Óleo mineral e aqueça a 70°C. 3. Adicione a fase oleosa (2) à fase aquosa (1) com uma boa agitação, depois misture até ficar uniforme. 4. Deixe esfriar e, em seguida, combine os ingredientes Estearato de glicerila, Estearato de PEG-100 e Tioglicolato de Amônio 60% e adicione lentamente quando a emulsão estiver a 35°C, misturando até ficar uniforme. 5. Adicione o conservante.

Fonte: Vanderbilt Minerals. Elaborada pela autora.

Tabela 4.17: Alisante ou ondulador com NaOH

Objetivo da formulação:	Modificar a estrutura do cabelo para alisar ou ondular, dependendo da técnica utilizada, apresentando uma ação mais rápida.	
COMPONENTES (INCI)	**FUNÇÃO**	**%**
Água	Diluente	55.0
Silicato de alumínio e magnésio	Agente suspensor/Modificador de viscosidade	2.0

Álcool cetílico	Espessante	15.0
Vaselina	Emoliente	5.0
Óleo mineral	Emoliente	8.0
Estearato de glicerila, Estearato de PEG-100	Surfactante	5.0
Hidróxido de sódio 20%	Modificador da estrutura do cabelo	10.0
Conservante	Conservante	qs
Técnica de preparo:	1. Enquanto aquece a água a 75-80°C, adicione lentamente o Silicato de alumínio e o magnésio enquanto agita o cisalhamento na velocidade máxima disponível. 2. Continue o processo até ficar totalmente hidratado. Comece a fase oleosa misturando Álcool cetílico, Vaselina e Óleo mineral e aqueça-os a 70°C. 3. Adicione a fase oleosa (2) à fase aquosa (1) com boa agitação; misture até ficar uniforme. 4. Junte lentamente o Hidróxido de sódio quando a emulsão estiver a 40°C; misture até ficar uniforme. 5. Adicione o conservante.	

Fonte: Vanderbilt Minerals. Elaborada pela autora.

É importante destacar que o alisamento progressivo contendo formaldeído ou glutaraldeído não podem ser utilizados como alisantes capilares. Eles têm uso permitido apenas como conservante (em concentrações muito baixas, inferiores a 1%) e, no caso do formaldeído, como endurecedor de unhas (na concentração de até 5%). Qualquer outro uso acarreta sérios riscos à saúde da população. Adicionar formaldeído é infração sanitária (adulteração ou falsificação) e crime hediondo, de acordo com o art. 273 do Código Penal. A Resolução da Diretoria Colegiada RDC nº 409/2020 dispõe sobre os requisitos técnicos específicos para a regularização de produtos para alisar ou ondular cabelos e a Instrução Normativa IN nº 124/2022 apresenta uma lista de ativos permitidos em produtos cosméticos para alisar ou ondular os cabelos (Brasil, 2022).

4.3 Tinturas capilares

As tinturas capilares desempenham um papel significativo na indústria da beleza, oferecendo uma variedade de opções para aqueles que desejam alterar a cor ou a aparência de seus cabelos. Com uma variedade de produtos disponíveis, desde tinturas permanentes até tratamentos temporários e específicos para cabelos grisalhos, as opções são vastas e podem atender às diversas necessidades e preferências dos consumidores.

Nesse contexto, é essencial compreender as diferentes categorias de tinturas capilares e seus objetivos específicos. As tinturas permanentes oferecem uma mudança duradoura na cor dos cabelos, enquanto as semipermanentes proporcionam uma coloração temporária que se desvanece ao longo do tempo. Já as tinturas temporárias são ideais para experimentar tons diferentes sem o compromisso de uma coloração permanente.

Além dessas categorias tradicionais, também surge uma inovação na forma de tratamentos específicos, como o creme sem enxágue para cabelos grisalhos, desenvolvido para tratar e disfarçar os cabelos grisalhos de forma eficaz e conveniente.

Neste tópico serão apresentados cada uma dessas categorias de tinturas capilares, discutindo suas características, benefícios e como elas se encaixam nas necessidades individuais de coloração e cuidados com os cabelos. Ao compreender melhor essas opções, os consumidores podem fazer escolhas informadas e alcançar os resultados desejados em seu estilo e aparência capilar.

TINTURA PERMANENTE

As tinturas permanentes penetram profundamente nos fios de cabelo e alteram permanentemente a cor natural ou existente. A tintura permanente apresentada na Tabela 4.18 proporciona cores vibrantes e intensas de longa duração por aproximadamente trinta lavagens, ao mesmo tempo que fornece propriedades condicionadoras, graças ao polímero Poliuretano-10.

O álcool etoxilado Cocoato de glicerila PEG-3 ajuda a solubilizar os corantes. A combinação do emulsificante não iônico Álcool cetoestearílico, Álcool graxo etoxilado, do emulsificante Dioleato de Metil Glicose e do álcool etoxilado Olete-20 cria o sistema emulsificante de cristal líquido. O polímero Copolímero de acrilatos/metacrilato Beenete-25 ajuda a fornecer viscosidade, reologia sem gotejamento e fluxo semelhante ao mel.

Nessas tinturas também contém Glicerina, Água, Extrato de Flor de *Hibisco Sabdariffa* e Fenoxietanol. O hibisco tem sido usado por mulheres na Índia como tratamento tradicional para engrossar o cabelo. Além disso, acredita-se que reduz a quantidade de cabelos grisalhos.

A formulação de uma tintura permanente deve levar em consideração uma mudança permanente da cor, cobertura completa dos fios brancos, maior durabilidade, variedade de tons, eliminação de tons indesejados, nutrição e fortalecimento dos fios, utilizando ingredientes específicos que proporcionem uma coloração duradoura e eficaz, além de cuidar da saúde e da integridade dos cabelos.

Tabela 4.18: Tintura permanente

Objetivo da formulação	Proporcionar uma coloração duradoura aos cabelos, que não seja removida com facilidade por meio de lavagens	
COMPONENTES (INCI)	FUNÇÃO	%
Água	Diluente	39.65–41.65
EDTA tetrassódico	Agente quelante	0.15
Isoascorbato de Sódio	Antioxidante	0.30
Sulfito de Sódio	Antioxidante	0.40
Cocoato de glicerila PEG-3	Solubilizante	1.00
Água Deionizada	Diluente	10.00
3-metil-4-aminofenol, m-aminofenol, resorcinol, 4-amino-2-hidroxitolueno, Rodol Vermelho 6	Pigmento	1.00–3.00
Água Deionizada	Diluente	10.00
Poliuretano-10	Protetor e intensificador de cor	1.00
Óleo vegetal, Sonnenatural H203	Emoliente	4.00
Álcool cetearílico	Surfactante	4.00
Álcool cetílico	Surfactante	4.50
Álcool Cetearílico, Cetearete 20	Surfactante	1.00
Dioleato de Metil Glicose	Surfactante	0.50
Olete-20	Surfactante	1.50
Copolímero de acrilatos/metacrilato Beenete-25	Modificador reológico	3.00
Fragrância	Perfume	0.50
Monoetanolamina	Corretor de pH	5.00
Glicerina, Água, Extrato de Flor de *Hibiscus sabdariffa*, Fenoxietanol	Extrato botânico	0.50

Técnica de preparo:	Procedimento para lote de 500g:
	1. Adicione água deionizada a um copo e ligue a batedeira em velocidade média (500 rpm).
	2. Adicione os ingredientes EDTA, Isoascorbato de Sódio e Sulfito de Sódio e misture até ficar homogêneo.
	3. Em um copo separado adicione os ingredientes Cocoato de glicerila PEG-3, água e 3-metil-4-aminofenol, m-aminofenol, resorcinol, 4-amino-2-hidroxitolueno, Rodol Vermelho 6 misturando bem. Adicione isso ao lote.
	4. Use a água deionizada para enxaguar o béquer e adicionar produtos de lavagem ao lote principal.
	5. Cubra o lote com papel alumínio para evitar a entrada de ar. É aconselhável cobri-lo com nitrogênio para evitar oxidação.
	6. Incorpore o Poliuretano-10 ao lote principal (5). Cubra bem após cada adição, misturando até ficar homogêneo.
	7. Comece a aquecer o lote a 65 – 70°C.
	8. Em um copo separado adicione o óleo vegetal e os surfactantes e aqueça a 65 – 70°C.
	9. Adicione ao lote principal e misture por 15 minutos em alta velocidade (900 rpm) até ficar homogêneo, mantendo a temperatura entre 65 e 70°C. Cubra bem após a adição da etapa 8.
	10. Comece a resfriar o lote a 50°C. Mantenha-o coberto com papel alumínio.
	11. Adicione o Copolímero de acrilatos/metacrilato Beenete-25 a 50°C e misture até ficar homogêneo.
	12. Resfrie o lote a 30°C.
	13. Adicione o modificador reológico, o perfume, o corretor de pH e o extrato botânico, um de cada vez, e misture até ficar homogêneo. Cubra bem o lote após cada adição e use nitrogênio para evitar oxidação.
	14. Homogeneíze o lote com um homogeneizador de laboratório a 1000 rpm durante 1-2 minutos.
	15. Preencha tubos de 2 onças. Recomenda-se lavar os tubos com nitrogênio antes e depois do enchimento.

Parâmetros:	Aparência: creme amarelo claro. pH: 9,0-10,5. Viscosidade (mPa·s) 35.000-45.000. Estabilidade: 3 meses à temperatura ambiente e 45°C, 5 ciclos de congelamento/descongelamento. Polímero (% TS): 0,75. Embalagem recomendada: tubos metálicos para cores de oxidação com revestimento epóxi.

Fonte: Lubrizol. Elaborada pela autora

TINTURA SEMIPERMANENTE

Uma tintura semipermanente é formulada sem amônia ou com baixas concentrações de amônia, o que a torna menos agressiva aos fios. A tintura semipermanente sugerida na Tabela 4.19 oferece um tom de flor de orquídea rosa brilhante e duradouro por aproximadamente dez lavagens com tecnologia de polímero Poliuretano-10 em uma formulação de gel nutritivo. Ao mesmo tempo, confere um toque suave e sedoso à fibra.

O álcool etoxilado Olete-20 ajuda a solubilizar os corantes. A combinação dos emulsificantes Sesquiestearato de Metil Glucose e Sesquiestearato de Metil Glicose PEG-20 à base de açúcar ajuda na criação do sistema emulsificante de cristal líquido. O umectante Éter metílico de glicose PEG-20 ajuda a hidratar os cabelos secos. O éster Hidroxiestearato de isoestearila, de origem natural, proporciona uma sensação seca excepcional. O polímero cruzado de poliacrilato-1, cationicamente compatível, ajuda a fornecer estabilidade, viscosidade e fluxo. Além disso, também contêm Glicerina, Água, Extrato de Flor de *Hibisco Sabdariffa* e Fenoxietanol.

As semipermanentes são ideais para quem deseja experimentar uma mudança de cor temporária, realçar a cor natural dos cabelos, camuflar alguns fios brancos ou simplesmente dar um toque diferente ao visual, sem o compromisso de uma coloração permanente.

Tabela 4.19: Tintura semipermanente

Objetivo da formulação	Proporcionar uma coloração temporária aos cabelos, que dure por algumas lavagens	
COMPONENTES (INCI)	FUNÇÃO	%
Água	Diluente	62.99
Sulforodamina B	Pigmento	0.60
Olete-20	Agente solubilizante	2.00
Água Deionizada	Diluente	10.00
Cocamidopropil Betaína	Surfactante	10.00
Pantenol	Provitamina	0.05
Éter metílico de glicose PEG-20	Umectante	0.50
Poliuretano-10	Protetor e intensificador de cor	1.00
Álcool Cetearílico	Surfactante	1.50
Álcool cetílico	Surfactante	2.00
Sesquiestearato de Metil Glicose	Surfactante	0.60
Sesquiestearato de Metil Glicose PEG-20	Surfactante	0.75
Hidroxiestearato de isoestearila	Surfactante	1.50
Polímero cruzado de poliacrilato-1	Espessante	5.00
Fragrância	Perfume	0.50
Acetato de tocoferol	Vitamina	0.01
Glicerina, Água, Extrato de Flor de *Hibisco Sabdariffa*, Fenoxietanol	Extrato botânico	0.50
Ácido glicólico (75%)	Corretor de pH	0.50

Técnica de preparo:	Procedimento para lote de 500g: 1. Adicione água deionizada em um copo e ligue a batedeira em velocidade média (500 rpm). 2. Misture o Sulforodamina B com o Olete-20 e parte da água em um copo pequeno e adicione ao lote. 3. Use a água deionizada para enxaguar o béquer e adicione produtos de lavagem ao lote principal. 4. Junte o Cocamidopropil Betaína, o Pantenol, o Éter metílico de glicose PEG-20, o Poliuretano-10, um de cada vez, e misture até ficar homogêneo. 5. Aqueça a mistura entre 4 e 70°C. 6. Em um recipiente separado, misture os surfactantes e aqueça a 70°C. 7. Quando ambas as fases 5 e 6 estiverem a 70°C, junte-as e misture durante 10 minutos. 8. Resfrie a 50°C e adicione o espessante misturando até ficar homogêneo. 9. Resfrie o lote a 30°C. 10. Adicione, um de cada vez, o perfume, a vitamina e o extrato botânico, e misture até ficar homogêneo. 11. Ajuste o pH para 4,5–4,8 usando o ácido glicólico. Misture até ficar homogêneo.
Parâmetros:	Aparência: creme rosa. pH: 4,0–5,0. Viscosidade (mPa·s): 8.000–13.000. Estabilidade: 3 meses à temperatura ambiente e 45°C, 5 ciclos de congelamento/descongelamento. Embalagem recomendada: frascos.

Fonte: Lubrizol. Elaborada pela autora

TINTURA TEMPORÁRIA

Diferentemente das tinturas permanentes e semipermanentes, as temporárias são projetadas para oferecer uma coloração rápida e temporária, sem a necessidade de alterar permanentemente a cor dos cabelos.

A fórmula gel-creme apresentada na Tabela 4.20 cria um estilo natural e leve. Use-o para realçar e tingir o cabelo. O polímero Carbômero (Carbopol Style 2.0) oferece reologia de gel rica e estabilização de pigmento com fixação natural. O ingrediente biotecnológico que é a substância ativa da formulação protege, combate e repara os danos induzidos pela exposição no couro cabeludo e no cabelo.

O objetivo principal dessa formulação é oferecer uma opção de coloração rápida, versátil e temporária, que permita aos usuários experimentar diferentes tons e estilos sem os compromissos associados às tinturas permanentes e semipermanentes.

Tabela 4.20: Tintura temporária

Objetivo da formulação	Proporcionar uma mudança de cor temporária nos cabelos, que pode ser facilmente removida com o tempo e lavagens subsequentes.	
COMPONENTES (INCI)	**FUNÇÃO**	**%**
Água	Diluente	93.50
Propanediol	Agente solubilizante	1.00
Fenoxietanol, Etilhexilglicerina	Conservante	0.60
Red 30, (CI 73360)	Pigmento	0.10
Dióxido de titânio, CI 77891	Pigmento	0.10
Mica, Dióxido de titânio, (CI 77019, CI 77891)	Pigmento	0.50
Carbômero	Espessante	1.00
Aminometil propanol	Corretor de pH	0.70

Água, Filtrado de fermentação de raiz de leuconostoc/ rabanete, Extrato de semente de *Phaseolus Angularis*, Ácido cítrico	Ativo	2.00
Fragrância	Perfume	0.50
Técnica de preparo	1. Verta a água deionizada em um recipiente e ligue o homogeneizador. 2. Adicione o Propanediol, Fenoxietanol e a Etilhexilglicerina ao lote principal e misture por alguns minutos. 3. Junte lentamente os pigmentos e misture em alto cisalhamento até ficar homogêneo. Em seguida, coloque um pouco de pasta em um prato de vidro para ver se fica homogêneo e se os ingredientes estão bem distribuídos. 4. Incorpore lentamente o polímero de Carbômero, mantendo o misturador em baixo cisalhamento. 5. Neutralize o lote adicionando Aminometil propanol e misture até ficar uniforme. Adicione o ativo e a fragrância, mexendo até ficar uniforme.	
Parâmetros:	Aparência: gel rosa. pH: 5,8–6,5. Viscosidade (mPa·s): 17.000–23.000 Estabilidade: 3 meses a 25°C, 45°C e 50°C, 5 ciclos de congelamento/descongelamento.	

Fonte: Lubrizol. Elaborada pela autora.

O creme sem enxágue para cabelos grisalhos apresentado na Tabela 4.21 é uma sugestão para os cuidados dos fios capilares masculinos. O sulfato de prata é a substância ativa da formulação que tem a propriedade de tingir os cabelos grisalhos gradualmente, favorecendo a mudança de coloração sem impactos visuais. A formulação encontra-se na forma de um creme clássico contendo o silicone dimeticone como fase oleosa, surfactante e fase aquosa. A formulação é estabilizada com o espessante Taurato de poliacriloildimetilamônio e o conservante Álcool benzílico, ácido salicílico, ácido sórbico.

Tabela 4.21: Creme sem enxágue para cabelos grisalhos

Objetivo da formulação	Oferecer um tratamento eficaz e conveniente para cabelos que começaram a perder sua pigmentação natural, adquirindo tons de cinza ou branco.	
COMPONENTES (INCI)	**FUNÇÃO**	**%**
Água	Diluente	Qsp 100
Álcool benzílico, ácido salicílico, ácido sórbico	Conservante	1,00
Taurato de poliacriloildimetilamônio	Espessante	1,50
Álcool cetílico, estearato de glicerila, cetete-20, estearete-20	Surfactante/espessante	1,50
Álcool cetearílico	Surfactante/espessante	61,35
Dimeticona	Emoliente	4,00
Sulfato de prata	Tintura capilar/antimicrobiano	0,70
Água	Diluente	3,50

Técnica de preparo:	1. Adicione água desmineralizada e conservante no béquer e dissolva misturando a 80 rpm por 2 minutos com agitador magnético. 2. Ajuste o pH entre 5,00-6,00 com solução de NaOH a 20% e aqueça a 80°C. 3. Adicione o Taurato de poliacriloildimetilamônio à mistura e homogeneíze por 45 segundos a 11.000 rpm usando UltraTurrax. 4. Adicione os surfactantes e Dimeticona em outro béquer e aqueça a 80°C. 5. Adicione a fase 4 à 3 e homogeneíze por 45 segundos a 11.000 rpm e depois pelo mesmo tempo a 16.000 rpm. 6. Resfrie a mistura até 40°C e adicione a solução da tintura em (5).
Parâmetro	pH: 5.0-6.0.

Fonte: Argenol Laboratories. Elaborada pela autora

Capítulo 5:
COSMÉTICOS FACIAIS

5.1 Sabonete facial

O sabonete facial desempenha um papel fundamental na rotina de cuidados diários, ajudando a limpar, purificar e preparar a pele para outros tratamentos. O mercado cosmético oferece uma variedade desses produtos formulados com ingredientes específicos para cada tipo de pele. Esses sabonetes não apenas removem impurezas e excesso de oleosidade, mas também proporcionam hidratação, nutrição e proteção, conforme as necessidades individuais. Além disso, estão disponíveis em diversas formas cosméticas, como barras sólidas, géis, espumas, cremes e óleos, oferecendo opções para diferentes preferências e necessidades individuais.

A seguir, será apresentado primeiramente na Tabela 5.1 o sabonete facial para pele oleosa, constituídos por uma gama de surfactantes primários na forma de ácidos grãos que associados promovem limpeza profunda da pele após o processo de saponificação com a solução de hidróxido de potássio à 50% O grande destaque dessa formulação é a argila betonita com a função de absorção do excesso de óleo produzido pelas glândulas sebáceas.

Tabela 5.1: Sabonete facial pele oleosa

Objetivo da formulação	Controlar a oleosidade da pele enquanto a limpa suavemente. A betonita é um tipo de argila conhecida por suas propriedades absorventes e purificantes, tornando-a ideal para peles oleosas.	
COMPONENTES (INCI)	**FUNÇÃO**	**%**
Ácido esteárico	Surfactante primário	15.0
Ácido mirístico	Surfactante primário	12.0
Ácido Láurico	Surfactante primário	4.0
Glicerina	Umectante	15.0
Butilenoglicol	Umectante	5.0
PEG-8 (Polietilenoglicol 400)	Agente solubilizante	10.0
50% de solução aquosa de hidróxido de potássio	Corretor de pH	13.0
Água	Diluente	4.3
Estearato de glicerilo	Opacificador/emoliente	2.0
Sesquiestearato de Metil Glicose PEG-20	Surfactante secundário	3.0
EDTA-2Na	Quelante	0.2
Solução aquosa de bentonita a 4%	Ativo adsorvedor de oleosedade	12.5
Água	Diluente	4.0

Técnica de preparo:	1. Prepare 4% de dispersão aquosa de betonita.
	2. Misture homogeneamente a solução de betonita 4% em água, aqueça a 55°C.
	3. Adicione os surfactantes primários, umectantes e o PEG-8 em um béquer e dissolva aquecendo a 70-73°C.
	4. Misture 50% de solução aquosa de hidróxido de potássio uniformemente em água.
	5. Incorpore lentamente a mistura da fase (3) na (4) e saponifique a 70-73°C.
	6. Junte o opacificante, surfactante secundário e o quelante a (5) e misture uniformemente a 70-73°C.
	7. Resfrie a 55°C com agitação, adicione a mistura (2) lentamente e mexa uniformemente.
	8. Resfrie até 40°C.

Fonte: Colonial Chemical, Inc. Elaborada pela autora.

Esse gel de limpeza facial apresentado na Tabela 5.2 é ótimo para a pele seca, removendo a maquiagem ou a sujeira do dia a dia. Essa formulação é sem sabão, sem óxido de eteno, sem álcool e sem parabenos. Destaca-se a forma cosmética gel pela presença da goma xantana. O Polímero cruzado de decilglucósido de oleato de sorbitano tem função espumante, surfactante e de limpeza. Para hidratar a pele seca são incorporados ingredientes umectantes e emolientes.

Tabela 5.2: Gel de limpeza para pele seca

Objetivo da formulação	Limpar suavemente a pele, removendo impurezas e resíduos de maquiagem sem causar ressecamento ou irritação	
COMPONENTES (INCI)	**FUNÇÃO**	**%**
Água	Diluente	Qsp 100
Goma xantana	Agente gelificante	1.00
Glicerina	Umectante	0.50
Pentilenoglicol	Umectante	2.00
Polímero cruzado de decilglucósido de oleato de sorbitano	Surfactante	2.00
Coco-Caprilato	Emoliente	2.50
Óleo de *Lavandula Angustifolia* (lavanda)	Perfume	0.10
Benzoato de Sódio e Sorbato de Potássio	Conservante	1.00
Ácido cítrico	Corretor de pH	qs
Técnica de preparo:	1. Disperse a goma xantana em água. Misture até ficar completamente hidratado. 2. Adicione os umectantes e surfactante e agregue até ficar homogêneo e homogêneo. 3. Incorpore o emoliente, o perfume e o conservante e continue misturando até formar a emulsão e observe se forma uma aparência branca "leitosa". 4. Adicione os ingredientes restantes e misture até ficar homogêneo.	
Parâmetros:	Aparência: gel leitoso fluido. pH: 5,5 – 6,0. Viscosidade: 10.000 – 15.000 cP.	

Fonte: Colonial Chemical, Inc. Elaborada pela autora.

O sabonete apresentado na Tabela 5.3 é uma forma cosmética sólida destinada a peles envelhecidas. A formulação apresenta uma composição de ácidos graxos que saponificam na presença de NaOH. Esses ácidos incorporados são emolientes com propriedades antioxidantes e calmantes. Para acelerar a solidificação e oferecer uma aparência atrativa tem-se a incorporação do Kaolin e sílica com TiO_2. Alguns ativos queratolíticos, antioxidantes e hidratantes foram adicionados à fórmula com o objetivo da eficácia rejuvenescedora.

Tabela 5.3: Sabonete sólido para pele envelhecida

Objetivo da formulação	Combater os sinais de envelhecimento, promovendo a limpeza suave da pele enquanto fornece ingredientes antioxidantes e hidratantes que ajudam a minimizar linhas finas, rugas, flacidez e outros sinais de envelhecimento	
COMPONENTES (INCI)	**FUNÇÃO**	**%**
Óleo de *Prunus amygdalus dulcis*	Emoliente	14,6
Óleo de semente de *Passiflora incarnata*	Emoliente/Calmante	14,6
Óleo de *Persea gratíssima*	Emoliente	6,1
Óleo de semente de *Argania spinosa*	Emoliente	3,0
Manteiga de semente de cacau Theobroma	Emoliente	3,7
Óleo de semente de macadâmia integrifoilia	Emoliente	14,6
Óleo de *Oenothera biennis*, palmitato de ascorbila, tocoferol	Emoliente/antioxidante	2,0
Óleo de semente de *Ricinnus communis*	Emoliente	2,0

Caulino	Adsorvedor	10,0
Silica, Dióxido de titânio	Opacificante	3,0
Dióxido de titânio, Poligliceril--2-tetraisostearato	Pigmento	2,0
Hidróxido de sódio	Corretor de pH	7,6
Água	Diluente	14,2
Retinol, undecano, tridecano, tocoferol	Ativo anti-idade	0,2
Ascorbil fosfato de sódio	Antioxidante	0,5
Tocoferol, óleo de semente de *Helianthus annuus*	Antioxidante/cicatrizante	0,2
Isomerato de sacarídeo, água, ácido cítrico, citrato de sódio	Hidratante	1,0
Fragrância	Perfume	0,7
Técnica de preparo:	1. Aqueça os emolientes até 40°C sob agitação constante; 2. Acrescente na mistura 1 o adsorvedor, opacificador e o pigmento sob agitação constante com o auxílio do Ultraturrax; 3. Acrescente o NaOH e água lentamente sob agitação. 4. Continue homogeneizando até obter o ponto de cura. A mistura pode autoaquecer. 5. Adicione os ativos um a um sob agitação. 6. Verta a mistura na forma e deixe secar por no mínimo 24 horas. Retire-o do molde quando estiver sólido.	
Parâmetros:	Aparência: sólido. pH: 10,6.	

Fonte: DSM. Elaborada pela autora.

5.2 Tônico

Segundo a Anvisa, o tônico é um produto cosmético que produz uma sensação de bem-estar na pele e cabelo (Brasil, 2024). Existem diferentes tipos, podendo ser classificados como: água micelar, tônico emoliente, água termal e tônico adstringente/calmante. A sua composição é variada. Em uma água micelar, podem-se encontrar frequentemente surfactantes de limpeza, agentes suavizantes e substâncias hidratantes como aminoácidos e umectantes.

A água termal é oriunda da mistura de água de chuva que atravessa muito lentamente as rochas ricas em calcário e selênio. Na França existem mais de 1.200 fontes. São classificadas em cinco categorias conforme a composição (bicarbonato, sulfato, sulfito, cloreto e oligoelementos). As fontes podem ser frias (abaixo de 20°C), temperadas (entre 20 e 30°C) ou quentes (até aproximadamente 100°C). A água termal é muito indicada para peles acneicas e envelhecidas, pois apresentam propriedades biológicas e terapêuticas, tais como: antirradicais livres ("sequestro" de radicais livres), anti-inflamatória (acne, lesão cutânea induzida por UVB), psoríase vulgar (reduz o índice de gravidade por área de psoríase) e cicatrizes (acelera a regeneração, "amolece" o tegumento, alivia o prurido e a dor vasomotora) (Seite, 2013)

Neste subtópico serão sugeridos tônicos específicos para o cuidado da pele seca e envelhecida, enfatizando as propriedades principais de desintoxicação, proteção contra a poluição, refrescância, hidratação e energização da pele (Tabelas 5.4 e 5.5).

Tabela 5.4: Tônico para pele seca

Objetivo da formulação	Proporcionar hidratação, nutrição e equilíbrio à pele, além de prepará-la para receber os cuidados subsequentes, como a aplicação de cremes hidratantes ou outros produtos de cuidados com a pele	
COMPONENTES (INCI)	**FUNÇÃO**	**%**
Água	Diluente	68,35
Água, Benzoato de sódio	Conservante	5,00
Glicerina 86,5%	Umectante	10,00
Pentilenoglicol	Umectante	5,50
Água, Betaína, Prolina, Serina, Inositol	Ativo	3,00
Polissacarídeos Alcaligenes	Regulador da viscosidade/hidratante	0,10
Triglicerídeo Caprílico/Cáprico/Succínico	Emoliente	8,00
Fragrância	Perfume	0,05
Técnica de preparo:	1. À temperatura ambiente, misture água, conservante, glicerina, pentilenoglicol e o ativo sob homogeneizador até dispersão completa. 2. Dispersar o regulador da viscosidade sob a fase (1) por 10 minutos para obter um gel homogêneo. 3. Pré-disperse a fragrância no emoliente e adicione no passo (2) homogeneizando lentamente.	
Parâmetros:	Aspecto: gel fluido translúcido com gotas suspensas. Cor: incolor. pH: 3,5-4,2 (20°C).	

Fonte: IFF. Elaborada pela autora.

Tabela 5.5: Tônico rejuvenescedor em gel

Objetivo da formulação	Proporcionar uma série de benefícios, incluindo hidratação, tonificação, melhoria na textura da pele e redução de sinais de envelhecimento, como linhas finas e rugas.	
COMPONENTES (INCI)	**FUNÇÃO**	**%**
Água	Diluente	86,00
EDTA dissódico	Quelante	0,10
Betaína	Surfactante anfótero	4,00
Inositol	Ativo	1,00
Propanodiol	Umectante	3,00
Carbômero	Espessante	0,40
Hidróxido de Sódio 10%	Corretor de pH	0,80
Óleo de Rícino Hidrogenado – PEG 40	Surfactante	0,80
Glicerídeos Caprílicos/Cápricos	Ativo Emoliente	0,50
Perfume e álcool benzílico	Perfume	0,20
Polissorbato 20	Surfactante	0,40
Propanodiol e Etilhexilglicerina e Clorfenesina	Conservante	1,50
Glicerina, Água, Algina Hidrolisada	Ativo Hidratante	1,00
Extrato de células de folhas de Glicerina e *Eschscholzia california*	Ativo Hidratante	0,10
Água, Tartrazina	Pigmento	0,50
Água, CI 17200	Pigmento	0,15

Técnica de preparo:	1. Misture a água, EDTA, betaína, Inositol e propanediol à temperatura ambiente; 2. Junte o óleo de castor hidrogenado com o ativo emoliente separadamente; 3. Deixe o Carbômero hidratar e depois homogeneizar; 4. Neutralize com solução de NaOH sob homogeneizador. 5. Solubilize a fragrância e depois adicione ao gel. 6. Misture o polisorbato-20 e o conservante e incorpore ao gel. 7. Adicione os ativos ao gel. 8. Junte os corantes.
Parâmetros:	Aspecto: gel. Cor: laranja claro. Odor: leve, perfumado. pH: 5,45. Viscosidade (S93, 50 rpm): 2340 Cp.

Fonte: IFF. Elaborada pela autora.

5.3 Hidratantes

Segundo a Anvisa, os hidratantes têm a função de proporcionar uma série de benefícios, incluindo hidratação, tonificação, melhoria na textura da pele e redução de sinais de envelhecimento, como linhas finas e rugas (Brasil, 2024). Eles podem ser classificados como oclusivos, emolientes e umectantes:
- Hidratantes oclusivos são produtos ricos em componentes oclusivos (fecham os poros da pele), os quais retardam a eva-

poração e a perda epidérmica de água por meio da formação de um filme hidrofóbico na superfície da pele e no interstício entre os queratinócitos superficiais. O uso desses produtos deve ser indicado para peles xerodérmicas, não oleosas e acneicas. São exemplos de ingredientes: Gelatina de petróleo, vaselina, lanolina etc.

- Hidratantes emolientes são produtos que contém uma rica concentração de emolientes capazes de preencher as fendas interconeocíticas, retendo água nessa camada. Tal capacidade hidratante é alcançada graças ao aumento da coesão entre essas células, aumentando a capacidade oclusiva natural da camada córnea. Exemplos dessas substâncias são silicones, óleos graxos e ésteres.
- Hidratantes umectantes são produtos compostos por substâncias higroscópicas que apresentam características hidrofílicas e retêm água na camada córnea, seja por atraí-la da derme, seja captando-a em ambientes com umidade atmosférica maior que 70%. Podemos citar alguns exemplos como glicerina, sorbitol, Aloe vera, ácido hialurônico, ureia, PCA-Na, PCA-Zn, propilenoglicol, lactatos etc. Essas substâncias são indicadas para a incorporação em hidratantes faciais.

Em destaque, segue a Tabela 5.6 com uma sugestão de fórmula hidratante emoliente e umectante destinada a pele desidratada e acneica, apresentando o ativo antiacne Capriloil Glicina.

Tabela 5.6: Hidratante para pele desidratada e acneica

Objetivo da formulação	Fornecer um produto que ajude a restaurar o equilíbrio natural da pele, fornecendo hidratação adequada sem obstruir os poros ou causar mais irritação.	
COMPONENTES (INCI)	**FUNÇÃO**	**%**
Água	Diluente	60.60
Pentilenoglicol	Umectante	2.00
Goma Xantana	Espessante	0.50
Água	Diluente	20.00
Água, hidróxido de sódio (50%)	Corretor de pH	0.80
Capriloil Glicina	Antiacne/antimicrobiano	2.00
Cetearil Glucosídeo, Álcool Cetearílico	Surfactante	5.00
Manteiga de *Butyrospermum Parkii* (Karité)	Ativo emoliente	3.00
Óleo de semente de *Simmondsia Chinensis* (Jojoba)	Ativo emoliente	3.00
Óleo de semente de *Corylus Avellana* (Avelã)	Ativo emoliente	3.00
Tocoferol	Ativo antioxidante	0.10
Água, Ácido cítrico (50%)	Corretor de pH	qs

Técnica de preparo:	1. Misture previamente o pentilenoglicol e a Goma Xantana e adicione a suspensão à água, misture a 800 rpm por 25 min ou até ficar homogêneo e aqueça até 75-80°C. 2. Misture previamente a água e o hidróxido de sódio em um recipiente separado, adicione Capriloil Glicina e mexa até dissolver completamente. Adicione o passo (2) ao (1) e aqueça até 75-80°C. 3. Junte o surfactante e os ativos emolientes e aqueça até 75-80°C. 4. Adicione a fase (3) a (2) sob alto cisalhamento por 3 min. com um UltraTurrax, depois com um misturador de hélice por 30 min a 1000 rpm. Retarde a mistura enquanto esfria. 5. Quando a temperatura chegar a 40°C, adicione o Tocoferol. 6. Ao atingir a temperatura ambiente, ajuste o pH para 5,0-6,0 com solução de ácido cítrico.
Parâmetros:	Aspecto: fluido de baixa viscosidade. pH: 5,5. Estabilidade: 3 meses a 8°C, temperatura ambiente, 42°C e ciclo (troca semanal 4°C/42°C).

Fonte: Minasolse. Elaborada pela autora.

A formulação apresentada na Tabela 5.7 é um sérum hidratante umectante com combinação de uma forma estável de vitamina C e niacinamida. Tem como alvo o clareamento da pele e diminuição dos sinais de envelhecimento, reduzindo a aparência de linhas finas, rugas e idade pontos.

Tabela 5.7: Hidratante para pele envelhecida

Objetivo da formulação	Fornecer uma solução que ajude a combater os efeitos do envelhecimento na pele, oferecendo hidratação intensa e ingredientes específicos para promover a saúde e a vitalidade da pele madura.	
COMPONENTES (INCI)	**FUNÇÃO**	**%**
Água	Diluente	77.10
Glicerina	Umectante	3.00
Gluconato de Sódio	Quelante	0.20
Goma Xantana	Espessante	0.20
Extrato de *Laminaria Digitata* (Algas), Água, Hialuronato de Sódio	Umectante	5.00
Água, 1,2-Hexanediol, Hialuronato de Sódio	Umectante	3.00
Niacinamida	Antioxidante	2.00
Hexilenoglicol, Caprililglicol, Extrato de Raiz de *Wasabia Japonica*, Extrato de Raiz de *Zingiber Officinale* (Gengibre), Extrato de Bulbo de *Allium Sativum* (Alho), Água	Antimicrobiano	1.00
Ascorbil Fosfato de Sódio	Vitamina antioxidante	8.00
Olivato de sódio	Surfactante	0.50

Técnica de preparo:	1. Misture a água, Gluconato de Sódio e os umectantes.
	2. Pré-misture a goma xantana com a glicerina e adicione na fase (1) sob agitação.
	3. Pré-misture niaciamida e vitamina C com uma pequena quantidade da fase (2). Em seguida, adicione à (2) e misture bem.
	4. Junte os ingredientes restantes, mexendo bem.
	5. Meça o pH e ajuste para 6,5-7,0.

Fonte: Making Cosmetics. Elaborada pela autora.

É importante destacar dois pareceres técnicos da Anvisa direcionados aos produtos cosméticos hidratantes.

No parecer Técnico nº 7, de 28 de setembro de 2001 (atualizado em 16/2/2006) – Assunto: Utilização de alfa-hidroxiácidos em produtos cosméticos (Brasil, 2021), são abordadas as finalidades hidratantes, estimulantes da renovação da camada córnea e da síntese de colágeno, clareadora e antioxidante. O pH é 3,8, pois seu aumento em formulações contendo AHAs diminui a irritação dérmica, porém reduz a capacidade de estimular a renovação celular. Nesse sentido, a CATEC recomenda:

1) A utilização de AHAs e seus derivados deverá ter sua concentração máxima permitida em produtos cosméticos, limitada a 10%, calculada na forma ácida, em pH maior ou igual a 3,5.
2) As formulações com valor de pH maior ou igual a 3,5 e menor ou igual a 5,0 caracterizam o produto como Grau 2, e formulações com valor de pH superior a 5,0 caracterizam o produto como Grau 1.
3) No ato do pedido de Registro ou Notificação deverá ser apresentado, obrigatoriamente, o valor de pH da formulação final.

No parecer Técnico n° 5, de 21 de dezembro de 2010 – Assunto: Utilização da Ureia em produtos cosméticos (Brasil, 2010), a CATEC recomenda:

1) Estabelecer a concentração máxima de 10% de ureia para produtos com finalidade especificamente cosmética;
2) Estabelecer a concentração máxima de 3% de ureia para produtos com finalidade especificamente cosmética como grau de risco 1;
3) Para produto cosméticos com concentrações acima de 3% e menor ou igual a 10% de ureia, devem ser classificados, para fins de registro, como grau de risco 2, devendo apresentar os testes de segurança e com pH acima de 7,0 deve comprovar a estabilidade química;
4) Teste de absorção cutânea quando associado com outras substâncias ativas.

5.4 Rejuvenescedor

Os produtos antienvelhecimento são destinados para retardar o processo progressivo de deterioração morfológica e funcional da pele. As principais alterações de envelhecimento da pele são:

- Cicatrização lenta de feridas;
- Diminuição da síntese de lipídios;
- Desidratação da pele;
- Diminuição da imunidade cutânea;
- Redução da velocidade de reparo do DNA;
- Fragilidade capilar e comprometimento na termorregulação;
- Produção de vitamina D comprometida;
- Espessamento da epiderme;
- Distribuição irregular dos melanócitos;
- Redução da espessura da derme;
- Redução da resistência cutânea (JDE);
- Elastose actínica;
- Desaparecimento das fibras de colágeno.

Os cosméticos antienvelhecimento podem conter substâncias antioxidantes, hidratantes, queratolíticas, redutores de pigmentação etc. Neste subtópico, será sugerido na Tabela 5.9 um sérum antienvelhecimento contendo 5,6% de ácido glicólico, apresentando os benefícios de combate aos sinais de envelhecimento, estimula a elasticidade da pele, melhora a aparência e a sensação da pele, promove esfoliação, melhora a textura da pele, reduz a aparência de linhas finas e rugas, ajuda a uniformizar o tom da pele e melhora a aparência dos danos à pele causados pelo sol.

Tabela 5.9: Sérum rejuvenescedor

Objetivo da formulação	Combater os sinais de envelhecimento da pele, tais como rugas, linhas finas, flacidez e opacidade.	
COMPONENTES (INCI)	**FUNÇÃO**	**%**
Água	Diluente	Qsp 100
EDTA dissódico	Quelante	0.10
Poliquatérnio-10	Surfactante quaternário	1.00
Glicerina	Umectante	3.00
Propanediol	Umectante	8.00
Água	Diluente	35.00
Ácido Glicólico (70%)	Ativo peeling	8.00
Trietanolamina 99% para pH 3,5-4,0	Corretor de pH	1.00
Polissorbato 80	Surfactante	3.20
Palmitato de retinil	Ativo antienvelhecimento	0.05
Acetato de tocoferol	Ativo antienvelhecimento	0.25
Ascorbato de tetrahexildecil	Ativo antienvelhecimento	0.05
Bisabolol	Calmante	0.15
Lactato de Mentila	Hidratante	0.10
Butilenoglicol, Glicerina, Clorfenesina, Metilparabeno	Conservante	2.50

Extrato de Folha de *Camélia Sinensis*	Ativo antioxidante	0.10
Técnica de preparo:	1. Solubilize o EDTA em água. 2. Adicione lentamente o Gluconato de Sódio-10 para minimizar a aglomeração e aqueça para 35-50°C até ficar completamente transparente. 3. Resfrie até 30-35°C e adicione glicerina e propanediol. 4. Em um recipiente separado, solubilize o ácido glicólico em água e misture. Ajuste o pH, se necessário, com Trietanolamina. Adicione ao recipiente principal. 5. Em um recipiente separado, adicione o polissorbato 80 e os ativos na ordem listada e misture até ficarem completamente solúveis. Aqueça suavemente, se necessário. Junte ao recipiente principal. 6. Acrescente o conservante e o extrato e misture o lote até que fique uniforme e claro. 7. Ajuste o lote para pH indicado e qs para 100% com Água purificada.	

Fonte: Spec-Chem Industry Inc. Elaborada pela autora.

Como este sérum antienvelhecimento contém o ativo rejuvenescedor Palmitato de retinil, é importante destacar a recomendação do CATEC no Parecer Técnico nº 4, de 21 de dezembro de 2010 (atualizado em 05/07/2011):

1) Que a vitamina A, nas suas formas retinol e ésteres de retinila, seja empregada em preparações cosméticas na concentração máxima de 10.000 UI de vitamina A/g de produto acabado.

   1.1) Para fins de registro deve ser informado o teor em UI da matéria-prima usada na formulação (especificação do fornecedor) utilizado para o cálculo da porcentagem da substância na formulação final. (Considerando que 1 Unidade Internacional (UI) de vitamina A corresponde a 0,3 µg de retinol ou 0,55 µg de palmitato de retinila ou 0,34 µg de acetato de retinila)

2) Que a vitamina A, na sua forma retinaldeído, seja utilizada em produtos cosméticos na concentração máxima de 0,05%.
3) Produtos contendo retinoides na sua formulação, em concentração acima de 1000 UI, devem apresentar testes de compatibilidade (irritação primária e acumulada, sensibilização dérmica e fotoirritação).
4) Quando atribuídos a rotulagem benefícios relacionados ao uso de retinoides, deve ser comprovada a estabilidade química deles no produto acabado.
5) Na rotulagem desses produtos deve constar: Não aplicar sobre a pele irritada ou lesada. Para o uso durante a gravidez, consulte um médico.
6) Para fins de registro, os produtos contendo retinoides na formulação são classificados como grau de risco 2.

5.5 Protetores solares

Protetor solar é qualquer preparação cosmética destinada a entrar em contato com a pele e lábios, com a finalidade exclusiva ou principal de protegê-la contra a radiação UVB e UVA, absorvendo, dispersando ou refletindo a radiação (Brasil, 2022). É um produto essencial para a saúde da pele, pois ajuda a prevenir danos causados pela exposição aos raios ultravioleta (UV) do sol, como queimaduras solares, envelhecimento precoce da pele e aumento do risco de câncer de pele. Além de sua importância na proteção contra os danos solares, o protetor solar também pode ajudar a manter a pele com uma aparência jovem e saudável.

Os protetores solares são compostos por ingredientes ativos, chamados de filtros solares. A combinação dos filtros determina o

FPS, que é o fator de proteção solar, indicando a eficácia do produto em proteger a pele contra os raios UVB, responsáveis pelas queimaduras solares. Os filtros solares podem ser divididos em dois tipos principais: físicos e químicos. Os primeiros, como o dióxido de titânio e o óxido de zinco, refletem e dispersam os raios UV, enquanto os segundos, como avobenzona e octocrileno, absorvem os raios UV, convertendo-os em calor. A combinação desses filtros em diferentes proporções e concentrações determina o nível de proteção contra os raios UVA e UVB oferecido pelo protetor solar, influenciando diretamente o seu FPS. A – RDC Nº 600/2022 (Brasil, 2022) dispõe sobre a lista de filtros ultravioletas permitidos e as concentrações máximas autorizadas para produtos cosméticos.

Além dos ingredientes ativos, os protetores solares também podem conter uma variedade de ingredientes adicionais, como antioxidantes, hidratantes e vitaminas, que ajudam a melhorar a eficácia do produto e a proteger a pele dos danos causados pelo sol.

As formas cosméticas mais comuns para os protetores solares são as emulsões (cremes e loções) do tipo óleo-em-água (O/A) ou água-em-óleo (A/O), os géis e aerossóis. Os protetores solares devem apresentar FPS compatível com o fototipo de pele, além de conter um fator mínimo de proteção UVA ($FPUVA_{Mín}$ = 1/3 do FPS) e a indicação de resistência à água. As Tabelas 5.10 a 5.12 sugerem fórmulas de protetores solares destinados para peles oleosas, secas e envelhecidas, respectivamente.

Tabela 5.10: Protetor solar FPS 50 gel-creme para peles oleosas

Objetivo da formulação	Oferecer uma proteção eficaz contra os raios ultravioleta (UV) enquanto controla a oleosidade da pele e proporciona uma sensação leve e não oleosa.	
COMPONENTES (INCI)	**FUNÇÃO**	**%**
Água	Diluente	Qsp 100
EDTA dissódico	Quelante	0.05
Butilenoglicol	Umectante	2.50
Caprílico/CapricTriglicerídeo	Emoliente	2.00
C12-15 Benzoato de Alquila	Emoliente	3.00
Iscotrizinol	Filtro UVB	5.00
Homossalato	Filtro UVB	5.00
Octocrileno	Filtro UVB	3.00
Avobenzona	Filtro UVA	3.00
Laurato de Poligliceril-6, Caprílico/CapricTriggliceridéo, Azeite Ésteres de Poligliceril-6, Lecitina	Surfactante	3.40
Álcool cetílico	Surfactante/espessante	2.50
Estearato de Glicerilo SE	Surfactante/espessante	0.50
Cetil Palmitato	Surfactante/espessante	1.00
DicaprililÉter, Acrilatos/Isodecanoato de Vinila Polímero Cruzado, Aminometilpropanol	Espessante	3.50
Copolímero de bis-octildodecil-dímero dilinoleato/propanodiol	Formador de filme	2.00
Aminometilpropanol	Corretor de pH	0.25
Pentilenoglicol, Propanodiol, Caprililglicol, Etilhexilglicerina, Clorfenesina	Conservante	1.00

Fragrância	Perfume	0.40
Técnica de preparo:	1. No recipiente principal, adicione água, EDTA e butilenoglicol. Aqueça a 80°C e misture até ficar uniforme. 2. Em um recipiente separado, adicione os emolientes, os filtros, os surfactantes e espessante. Aqueça a 80°C. Mexa até ficar uniforme e todos os filtros UV forem dissolvidos. 3. Adicione a fase (2) a (1) e comece a resfriar até 50°C, misturando continuamente. As fases permanecerão invertidas (a externa de óleo) até que o lote seja resfriado a 50°C. 4. Nessa temperatura, junte o formador de filme, o conservante e o corretor de pH e homogeneíze. 5. Faça esse processo por 10 minutos a 3.500 rpm. Continue resfriando até ficar em 40°C. 6. Nessa temperatura adicione a fragrância e misture até ficar uniforme, por cerca de 10 minutos.	
Parâmetros:	Aparência: creme suave, branco e gelificado. Viscosidade: 45.000 –65.000 cps. pH a 25°C: 6,5 –7,0. FPS aproximado: 45–55.	

Fonte: Sigma USA. Elaborada pela autora.

Tabela 5.11: Protetor solar FPS 50 para pele seca

Objetivo da formulação	Fornecer uma proteção eficaz contra os raios ultravioleta (UV), ao mesmo tempo que hidrata e nutre a pele seca.	
COMPONENTES (INCI)	**FUNÇÃO**	**%**
Água	Diluente	67.10
Goma de celulose	Espessante	1.00
Goma Xantana	Espessante	0.20
Água/Aqua, Glicerina, Sódio PCA, Eritritol, Chondrus Crispus(Carragenina), Goma Xantana	Hidratante	3.00
Framboesa cetona	Antioxidante	0.50
Álcool Cetearílico, Gliceril Estearato, Ésteres de Jojoba, *Helianthus Annuus* (Girassol) Cera de Semente, Estearoil Glutamato de Sódio, Água, Poliglicerina-3	Surfactante	3.00
Butil Metoxidibenzoilmetano	Filtro UVA-UVB	3.00
Bis-Etilhexiloxifenol Metoxifenil Triazina	Filtro UVA-UVB	3.00
Salicilato de etilhexila	Filtro UVB	5.00
Etilhexil triazona	Filtro UVB	3.00
Laurato de isoamila	Emoliente	4.00
Docosano	Emoliente	1.50
Adipato de diisopropila	Emoliente	2.00
Polímero de glicerila/octildodecanol de óleo de soja maleado (proposto)	Promotor de resistência à água	2.00
Propanodiol, Caprililglicol, Ácido caprilhidroxâmico	Conservante	1.50
Fragrância	Perfume	0.20

Técnica de preparo:	
	1. No recipiente principal, polvilhe na água os espessantes em temperatura ambiente e misture bem;
	2. Inicie o aquecimento a 75°C e mexa até o gel ficar homogêneo (por pelo menos 30 minutos);
	3. Quando estiver homogêneo, adicione o hidratante;
	4. A 70°C, junte o antioxidante;
	5. Em um béquer lateral, aqueça e misture o surfactante, os filtros solares, os emolientes e o promotor de resistência à água a 75°C até ficar homogêneo.
	6. A 75°C, adicionar a fase (5) a (4) lentamente até homogeneizar.
	7. Comece a esfriar o lote.
	8. A 35°C, adicione o conservante e o perfume e misture bem entre cada adição;
	9. Finalize quando chegar a temperatura de 25°C.

Parâmetros:	Descrição: emulsão O/A esbranquiçada. pH: 6,0 -6,5. Viscosidade (24h): 40.000 -70.000 cps. (Brookfield RVT | Eixo C | 5 RPM | 1 minuto | 25°C). FPS in vitro: 50. Resistência à água contra respingos in vivo: 70%.

Fonte: Ashland. Elaborada pela autora.

Tabela 5.12: Protetor solar FPS 20 para pele envelhecida

Objetivo da formulação	Fornecer uma proteção eficaz contra os danos causados pelos raios ultravioleta (UV), enquanto oferece benefícios adicionais para atender às necessidades específicas da pele envelhecida.	
COMPONENTES (INCI)	**FUNÇÃO**	**%**
Avobenzona	Filtro UVA-UVB	3.00
Polissilicone-15	Filtro UVB	0.99
Octocrileno	Filtro UVB	2.70
Acetato de tocoferol	Antioxidante	0.50
Cetilfosfato de potássio	Promotor de resistência à água	3.00
Miristato de glicerila	Surfactante/espessante	4.00
Álcool cetílico	Surfactante/espessante	2.00
Butilhidroxitolueno (BHT)	Antioxidante	0.05
Dimetil polissiloxano	Emoliente	2.00
Sebacato de diisopropil	Emoliente	9.00
Adipato de dibutila	Emoliente	7.00

Copolímero VP/eicoseno	Promotor de resistência à água	2.00
Conservante	Conservante	qs
Glicerina	Umectante	3.00
Goma xantana	Espessante	0.30
Ácido etidrônico	Quelante	0.25
Pantenol	Hidratante	1.00
Água	Diluente	Qsp 100
Hidróxido de sódio 10%	Corretor de pH	qs
Água	Diluente	5.40
Hidróxido de sódio 10%	Corretor de pH	3.00
Ensulizol	Filtro UVB	2.00
Ácido fólico	Ativo antienvelhecimento	0.03
Ascorbil fosfato de sódio	Ativo antienvelhecimento	0.30
Técnica de preparo:	1. Aqueça os filtros solares, antioxidantes, surfactante/espessante, promotor de resistência à água, emolientes e conservante a 85°C enquanto mexe. 2. Aqueça o umectante, o espessante, o quelante, o hidratante e o diluente a 80°C e adicione a fase (1) enquanto agita e homogeneíza a emulsão. 3. Resfrie a emulsão a 55°C, ajuste o pH e junte o Ensulizol (pH > 7,0) e os ativos. 4. Homogeneíze novamente e esfrie até chegar à temperatura ambiente.	
Parâmetros	pH >7.0. FPS 24.2. Viscosidade: 168000 cps.	

Fonte: DSM. Elaborada pela autora.

Capítulo 6:
COSMÉTICOS CORPORAIS

6.1 Cosméticos anticelulite e antiestrias

Os cosméticos anticelulíticos e antiestrias são aliados importantes na busca por uma pele mais firme, suave e uniforme. A celulite e as estrias são condições comuns da pele que podem afetar tanto homens como mulheres de todas as idades, muitas vezes causando desconforto e diminuindo a confiança.

Os cosméticos anticelulíticos são formulados com uma variedade de ingredientes ativos projetados para estimular a circulação sanguínea, quebrar as células de gordura e fortalecer a pele. Ingredientes como carnitina, cafeína e extratos de plantas (como centella asiática e cavalinha) são comumente encontrados nesses produtos. Eles ajudam a reduzir a aparência da celulite, suavizando a pele e promovendo uma aparência mais uniforme.

Por outro lado, os cosméticos antiestrias são desenvolvidos para ajudar a prevenir e reduzir a aparência das estrias na pele. Essas marcas são causadas pela ruptura das fibras de colágeno e elastina, muitas vezes devido às mudanças no peso corporal, na gravidez ou no crescimento rápido. Os ingredientes ativos nesses produtos são ácido hialurônico, vitaminas A, C e E, manteiga de karité, óleos naturais e agentes cicatrizantes ajudam a fortalecer a pele, aumentar a elasticidade e reduzir a pigmentação das estrias existentes.

Esses produtos podem ser encontrados em diferentes formas, como géis, cremes, loções e óleos, e geralmente são aplicados diretamente sobre as áreas afetadas da pele. As Tabelas 6.1 e 6.2 são sugestões de produtos cosméticos anticelulite e antiestrias, respectivamente.

Tabela 6.1: Creme anticelulite

Objetivo da formulação	Oferecer um produto que ajude a reduzir a aparência da celulite na pele.	
COMPONENTES (INCI)	FUNÇÃO	%
C12C15 Alquil Benzoato	Emoliente	10.00
Dieptanoato de neopentilglicol, Isododecano	Emoliente	5.00
Acrilato de Sódio/Acriloildimetil Taurato/ poliisobuteno, Cocoato de Glicerila PEG - 7, Éter de coco trimetilolpropano	Regulador de viscosidade	2.00
Copolímero de acrilato de hidroxietil/acriloildimetil taurato de sódio e isohexadecano e polissorbato 60	Regulador de viscosidade	1.00
Fluorflogopita Sintética, Dióxido de titânio, Dióxido de estanho	Pigmento	2.00
Água	Diluente	69.30
Propilenoglicol	Umectante	2.00
Glicerina	Umectante	3.00
Água, Carnitina, Cafeína, Extrato de raiz de *Ruscus aculeatus*	Ativo anticelulítico	5.00
Fragrância	Perfume	0.20
Fenoxietanol, Piroctone Olamina	Conservante	0.50

Técnica de preparo:	1. Misture os emolientes com os reguladores da viscosidade. 2. Acrescente o pigmento, a água e os umectantes a fase (1) enquanto mexe. 3. Continue mexendo até ficar uniforme. 4. Adicione, um de cada vez, o ativo, perfume e conservante.

Fonte: Eckart. Elaborada pela autora.

Tabela 6.2: Gel-creme antiestrias

Objetivo da formulação	Oferecer um produto cosmético projetado especificamente para prevenir e reduzir a aparência das estrias na pele.	
COMPONENTES (INCI)	**FUNÇÃO**	**%**
Água	Diluente	73,30
Carbômero	Espessante	0,50
Citrato de Estearato de Gliceril, Estearato de Poligliceril-3, Manteiga de Karité, Lecitina Hidrogenada, Goma Xantana	Base emulsificante	2,00
Hidróxido de sódio	Corretor de pH	0,20
Óleo de *Linum Usitatissimum*, Óleo de Glicina Soja, Óleo de Semente de *Vitis Vinifera*	Emoliente	5,00
Polimetilsilsesquioxano	Agente texturizante	2,00
Cetil Etilhexanoato	Emoliente	5,00
Fenoxietanol, Caprililglicol, Clorfenesina	Conservante	1,00

Aspartato de Metilsilanol Hidroxiprolina	Reparador dermatológico	6,00
Salicilato de Silanodiol, Trometamina, Metil-2-Propanodiol	Anti-inflamatório	0,20
Glicerídeos caprílicos cápricos, Água, Poligliceril-3 Dioleato, Butilenoglicol, isoestearato de isosestearil, etoxidiglicol, tris (hidroximetil) aminometano, cloreto de cálcio, r-clostridium Hystoliticum colagenase, metilnicotinato	Cicatrizante	1,00
Água, Algina, r-*Bacillus Licheniformis* Queratinase, Trometamina, Cloreto de Sódio, Cloreto de Cálcio	Cicatrizante	1,00
Água, Glicerina, Sorbitol, Lecitina, Cultura de células de meristema de *Centella Asiática*, Goma Xantana	Hidratante	1,50
Ricinoleato de zinco	Conservante	1,00
Fragrância	Perfume	0,30

Técnica de preparo:	1. Adicione Carbômero em água e misture até ficar homogênea. 2. Aqueça entre 75-80°C. Junte a base emulsificante, mantendo aquecida e misturando por 20 min. 3. Interrompa o aquecimento e deixe esfriar. 4. Ajuste o pH para 5,5 - 6,5 com Hidróxido de Sódio 10%. 5. Quando estiver com a temperatura abaixo de 50°C, adicione os emolientes, o agente texturizante, o conservante e o reparador dermatológico misturando bem. 6. Quando estiver abaixo de 30°C, adicione o restante dos ingredientes sob a mistura.
Parâmetros:	Aspecto: creme bege. pH: 6.0 - 7.0.

Fonte: Cosphatech LLC. Elaborada pela autora.

6.2 Desodorante e antitranspirante

Desodorantes e antitranspirantes são produtos essenciais na rotina de cuidados pessoais, projetados para ajudar a manter as axilas frescas, secas e livres de odores desagradáveis. Embora frequentemente utilizados de forma intercambiável, esses produtos possuem diferentes funções e composições, atendendo a diversas necessidades individuais.

Os desodorantes são formulados para combater o odor corporal causado pela atividade bacteriana na pele. Eles geralmente contêm ingredientes antimicrobianos, que ajudam a inibir o crescimento das bactérias responsáveis pelo mau odor. Além disso, podem conter fragrâncias para proporcionar uma sensação de frescor e limpeza ao longo do dia.

Por outro lado, os antitranspirantes são projetados para controlar a transpiração excessiva, reduzindo a produção de suor nas axilas. Eles contêm compostos de alumínio, como cloreto de alumínio ou cloreto de alumínio zircônio, que formam uma barreira temporária nos ductos sudoríparos, diminuindo assim a quantidade de suor liberada pela pele. Isso ajuda a manter as axilas secas e minimizar a formação de manchas de suor nas roupas.

Ambos os desodorantes e antitranspirantes estão disponíveis em diversas formas, incluindo aerossol, roll-on, stick e creme, para atender às preferências individuais de aplicação e textura. Além disso, muitos produtos no mercado são formulados com ingredientes suaves e sem fragrâncias, adequados para peles sensíveis e propensas a alergias. As Tabelas 6.3 e 6.4 sugerem uma proposta para desodorante e outra antitranspirante.

Tabela 6.3: Desodorante transparente

Objetivo da formulação	Fornecer um produto que ofereça proteção eficaz contra o odor corporal, ao mesmo tempo que proporciona uma aplicação suave e sem resíduos visíveis.	
COMPONENTES (INCI)	**FUNÇÃO**	**%**
Cocoato PEG-7 de Glicerila.	Agente solubilizante	1.0
C12-13 Parete-9	Agente solubilizante	5.0
Lactato de alquilo C12-13	Emoliente	0.5
Ácido butiloctanóico	Emoliente	2.0
Éter estearílico PPG-15	Emoliente	0.5
Álcool denat	Agente de resfriamento	25.0
Fragrância	Perfume	0.5
Alantoína	Ativo cicatrizante	0.1

Glicerina	Umectante	3.0
1,3 Butanediol	Umectante	3.0
Benzoato de sódio	Conservante	0.1
Água	Diluente	Qsp 100
NaOH		qs
Técnica de preparo:	1. Homogeneíze os agentes solubilizantes, emolientes, etanol e perfume; 2. Homogeneíze o ativo, os umectantes e o conservante e adicione em (1) em constante agitação. 3. Ajuste o valor do pH 6,0	
Parâmetros:	Aparência: líquido, transparente Estabilidade de armazenamento em termos de aparência: Estável à temperatura ambiente, 8°C e 40°C durante pelo menos 3 meses.	

Fonte: Sasol. Elaborada pela autora.

Tabela 6.4: Antitranspirante stick

Objetivo da formulação	Fornecer um produto que ajude a controlar a transpiração excessiva e o odor corporal, oferecendo conforto e proteção ao longo do dia.	
COMPONENTES (INCI)	**FUNÇÃO**	**%**
Silicato de magnésio e alumínio	Regulador da viscosidade	1.0
Água	Diluente	20.0
Cloridrato de Alumínio	Ativo antitranspirante	18.0
Decametilciclopentasiloxano	Emoliente	26.0
Miristato de isopropila	Emoliente	5.0
Álcool cetoestearílico	Espessante	24.0
Trioleato de sorbitano	Surfactante	5.0

Polisorbato 85	Surfactante	1.0
Conservante	Conservante	qs
Técnica de preparo:	1. Enquanto aquece a água a 65-70°C, adicione lentamente regulador da viscosidade à água agitando no cisalhamento na velocidade máxima disponível. Misture até ficar totalmente hidratado. Incorpore o cloridrato de alumínio e misture até ficar homogêneo, mantendo a temperatura de 65-70°C. 2. Aqueça os emolientes, o espessante e os surfactantes a 65-70°C. 3. Junte a fase (1) a (2) com uma boa agitação. Esfrie até 50-55°C. 4. Adicione o conservante e despeje em formas para esfriar.	

Fonte: Vanderbilt Minerals. Elaborada pela autora.

6.3 Cosméticos para mãos e pés

Os cosméticos para as mãos e pés desempenham um papel essencial na manutenção da saúde e beleza dessas áreas frequentemente negligenciadas do corpo. Mãos e pés estão sujeitos a um desgaste constante devido às atividades diárias, exposição ao sol, mudanças climáticas e contato com diversos agentes externos. Portanto, é importante cuidar dessas áreas para mantê-las limpas, hidratadas, suaves e saudáveis.

Os produtos cosméticos projetados especificamente para as mãos e pés oferecem uma variedade de benefícios, incluindo limpeza, hidratação profunda, esfoliação suave, nutrição intensiva e proteção contra os danos ambientais. A Tabela 6.5 apresenta um gel antisséptico com propriedades para as mãos, contendo etanol 70% e glicerina.

Tabela 6.5: Gel sanitizante para as mãos

Objetivo da formulação	Fornecer um produto eficaz na eliminação de germes, bactérias e vírus, proporcionando uma higienização rápida e conveniente das mãos, especialmente em situações em que não é possível lavar as mãos com água e sabão.	
COMPONENTES (INCI)	**FUNÇÃO**	**%**
Água	Diluente	24,0
Etanol	Ativo sanitizante	70,0
Glicerina	Umectante	5,0
Poliacriloildimetil Taurato de Amônio	Regulador da viscosidade	1,0
Técnica de preparo:	1. À temperatura ambiente e sob cisalhamento médio, adicione água, etanol e glicerina nessa ordem, misturando bem após cada adição. 2. Junte o regulador de viscosidade e mantenha o cisalhamento de 15 a 25 minutos, até a viscosidade estar totalmente desenvolvida. 3. Verifique se a fórmula está uniforme antes de medir o pH e a viscosidade.	
Parâmetros:	pH - 5,5 a 6,2. Viscosidade a 20 rpm = 8.000 a 9.000 cP.	

Fonte: Rheolab. Elaborada pela autora.

A Tabela 6.6 apresenta um pó antitranspirante para pés com propriedade refrescante. O menor peso molecular da sílica facilita a penetração da fórmula nas mais profundas regiões das glândulas sudoríparas situadas nos pés. O Sesquicloridrato de alumínio (*Aluminum Sesquichlorohydrate*) é um eficaz antitranspirante e por apresentar a característica adstringente que irá neutralizar umidade e odor desagradável dos pés. A formulação também possui ingredientes para ajudar a absorver o suor.

Tabela 6.6: Pó antitranspirante para pés

Objetivo da formulação	Proporcionar uma solução eficaz para combater a transpiração excessiva e os odores desagradáveis nos pés.	
COMPONENTES (INCI)	**FUNÇÃO**	**%**
Sesquicloridrato de alumínio	Adstringente/antitranspirante	15.00
Talco, 32 Mesh	Absorvente	75.80
Estearato de zinco	Absorvente	5.50
Óxido de zinco	Ativo calmante/anti-inflamatório	2.00
Sílica (Aerosil R 972)	Promotor de permeação	0.20
Mentol	Ativo refrescante/perfume	1.00
Timol	Conservante	0.50
Técnica de preparo:	1. Coloque o talco em um misturador em V ou de fita. 2. Adicione a sílica e misture por 5 minutos. 3. Adicione Sesquicloridrato de alumínio, estearato de zinco e óxido de zinco e misture por 10 minutos. 4. Adicione o mentol e o timol e misture por 5 minutos. 5. Coloque em recipientes adequados para polvilhar ou em outros recipientes adequados.	

Fonte: Elementis. Elaborada pela autora.

Destaca-se que a formulação pó antitranspirante para pés segue as recomendações da CATEC conforme o Parecer Técnico n° 8, de 1° de novembro de 2005 (atualizado em 26/7/2006), referente ao mentol em produtos cosméticos (Brasil, 2005), que diz:
- Considerando que o mentol, quando aplicado na pele, produz vasodilatação, proporcionando uma sensação de frescor seguida por efeito analgésico 1;
- Em baixas concentrações o mentol não produz efeitos tóxicos, entretanto, em concentração igual ou superior a 3% apresenta efeitos irritantes 2;
- O mentol apresenta atividade analgésica em concentrações que variam de 1 a 30% 3-5.

Nesse sentido, a CATEC recomenda:
1) O uso de Mentol em produtos cosméticos seja restringido a concentração máxima de 1%.

Considerações finais

O livro *Tecnologia dos Cosméticos* trouxe um conteúdo valioso sobre a ciência por trás dos produtos de beleza. Foram detalhadas primeiramente a definição, classificação e legislação dos produtos cosméticos. A legislação e os padrões de segurança são fundamentais para garantir a qualidade e a confiabilidade dos produtos cosméticos. É essencial que a indústria permaneça comprometida com a transparência e a conformidade regulatória, priorizando sempre a segurança e o bem-estar dos consumidores.

Em continuidade ao assunto foram apresentados também os intrincados mecanismos de funcionamento da pele e seus anexos, assim como diversas propostas de formulação contendo ingredientes tecnologicamente diferenciados que impulsionam a indústria cosmética. Ao entender sobre os ingredientes, suas funções, técnica de preparo e os benefícios dos produtos cosméticos, os desenvolvedores de fórmulas podem fazer escolhas mais assertivas que melhor atendam às necessidades individuais dos consumidores.

Os cosméticos representam a fusão perfeita entre ciência e beleza que desenvolvidos por meio de uma pesquisa profunda e testes rigorosos de qualidade, visa não apenas aprimorar a aparência, mas também a segurança, a saúde e o bem-estar da pele.

Mais do que simples produtos, os cosméticos têm o poder de transformar não apenas a aparência externa, mas também a confiança e autoestima de indivíduos em todo o mundo. Ao proporcionar melhorias visíveis, também desempenham um papel significativo na forma como nos vemos e nos apresentamos ao mundo.

À medida que a demanda por produtos cosméticos continua a crescer, a indústria está em constante evolução para atender às necessidades em constante mudança dos consumidores. A inovação é a chave para o sucesso nesse cenário dinâmico, impulsionando novas descobertas e tendências que moldam o futuro da indústria cosmética.

Em última análise, os cosméticos são muito mais do que apenas produtos; são ferramentas poderosas que nos permitem expressar nossa individualidade, realçar nossa beleza natural e cuidar de nós mesmos de maneira holística. Em um mundo repleto de opções, a educação e a conscientização sobre os cosméticos são essenciais. Que este livro sirva como um guia valioso para aqueles que desejam explorar e compreender o fascinante universo dos produtos cosméticos. Que ele inspire a curiosidade, promova a educação e, acima de tudo, celebre a beleza em todas as suas formas.

Referências

ABDO, J. M.; SOPKO, N. A.; MILNER, S. M. *The applied anatomy of human skin*: A model for regeneration. Wound Medicine. 2020: 28 (100179), p. 1-10.

ADDOR F.A.S.; AOKI V. *Barreira cutânea na dermatite atópica*. An Bras Dermatol. 2010: 85(2), p. 184-94.

ALAM, M.; GLADSTONE, H. B.; TUNG, R. C. *Dermatologia Cosmética*. Rio de Janeiro: Elsevier Editora, 2010.

ALVES, A. L. T.; TERCI, D. B. L.; TERCI, D.; PINHEIRO, T. L., PINHEIRO, A. S. *Fisiologia da Sudorese e Ação de Desodorantes e Antiperspirantes*. Cosmetics & Toiletries (Brasil), 2006: 18(5), p. 42-45.

AOKI, E.; HIRASHIMA, T.; KUMAMOTO, Y.; YAMAMOTO, Y.; SUZUKI, N.; OSHIMA, T.; SAITO, D.; HIRANO, T. *Clinical signifcance of skin autofuorescence for diabetic macroangiopathy and comparison with conventional markers of atherosclerosis*: a cross-sectional and prospective study. Diabetology International. 2023: 14, p. 145–154

ARAÚJO, L. A.; CAMPOS, P. M. B. G. M. *Fundamentos da Cosmetologia –* Fisiologia e Importância das Unhas. Cosmetics & Toiletries (Brasil), 2013: 25(4), p. 34-36.

ARSENIJEVIC, T.; GRÉGOIRE, F.; DELFORGE, V.; DELPORTE, C., PERRET, J. Murine 3T3-L1 *Adipocyte Cell Differentiation Model*: Validated Reference Genes for qPCR Gene Expression Analysis. Plosone. 2012: 7 (5), p. 1-8.

ASSOCIAÇÃO BRASILEIRA DA INDÚSTRIA DE HIGIENE PESSOAL, PERFUMARIA E COSMÉTICOS (ABIHPEC). Panorama do Setor Atualização. Disponível em: https://abihpec.org.br/site2019/

wp-content/uploads/2023/01/Panorama-do-Setor_Atualizacao_16.01.24. pdf. Acesso em: 13 de jan. 2024

BENY, M. *Histologia e fisiologia da pele*. Cosmetics & Toiletries (Brasil). 2013: 25 (2), p 34 - 40.

BRAND FINANCE BRASIL. Brasil 100 2023. *O relatório anual sobre as marcas mais valiosas e fortes do Brasil*. Disponível em: https://static.poder360.com.br/2023/06/brand-finance-brasil-100-2023-3_compressed-1.pdf. Acesso em: 13 jan. 2024.

BRASIL. Agência Nacional de Vigilância Sanitária (Anvisa). *Guia para Avaliação de Segurança de Produtos Cosméticos*. 2ª ed. 2012.

BRASIL. Agência Nacional De Vigilância Sanitária (Anvisa). *Página inicial*. Disponível em: https://www.gov.br/anvisa/pt-br. Acesso em: 13 jan. 2024.

BRASIL. Agência Nacional de Vigilância Sanitária (Anvisa). Parecer Técnico n° 6, de 28 de junho de 2002. *Dispõe sobre maquiagem definitiva*. Disponível em: https://www.gov.br/anvisa/pt-br/setorregulado/regularizacao/cosmeticos/pareceres/parecer-tecnico-no-6-de-28-de-junho-de-2002. Acesso em: 13 jan. 2024.

BRASIL. Agência Nacional de Vigilância Sanitária (Anvisa). Parecer Técnico n° 4, de 22 de fevereiro de 2002. *Dispõe sobre Proibição do uso de Finasterida em produtos cosméticos*. Disponível em: https://antigo.anvisa.gov.br/informacoes-tecnicas13?p_p_id=101_INSTANCE_R6VaZWsQDDzS&p_p_col_id=column-1&p_p_col_pos=1&p_p_col_count=2&_101_INSTANCE_R6VaZWsQDDzS_groupId=106351&_101_INSTANCE_R6VaZWsQDDzS_urlTitle=publicacao-cosmeticos-parecer-tecnico-n-4-de-22-de-fevereiro-de-2002&_101_INSTANCE_R6VaZWsQDDzS_struts_action=%2Fasset_publisher%2Fview_content&_101_INSTANCE_R6VaZWsQDDzS_assetEntryId=109395&_101_INSTANCE_R6VaZWsQDDzS_type=content. Acesso em: 13 jan. 2024.

BRASIL. Agência Nacional de Vigilância Sanitária (Anvisa). Parecer Técnico n° 8, de 1° de novembro de 2005. *Dispõe sobre*

Mentol em produtos cosméticos. Disponível em: https://antigo.anvisa. gov.br/resultado-de-busca?p_p_id=101&p_p_lifecycle=0&p_p_ state=maximized&p_p_mode=view&p_p_col_id=column-1&p_p_ col_count=1&_101_struts_action=%2Fasset_publisher%2Fview_ content&_101_assetEntryId=109197&_101_type=content&_101_ groupId=106351&_101_urlTitle=publicacao-cosmeticos-parecer-tecnico-n-8-de-1-de-novembro-de-2005-atualizado-em-26-7-2006-&inheritRedirect=true. Acesso em: 20 mar 2024.

BRASIL. Agência Nacional de Vigilância Sanitária (Anvisa). Parecer Técnico nº 5, de 21 de dezembro de 2010. *Dispõe sobre Utilização da Ureia em produtos cosméticos.* Disponível em: https://www.gov.br/anvisa/pt-br/ setorregulado/regularizacao/cosmeticos/pareceres/parecer-tecnico-no-5-de-21-de-dezembro-de-2010. Acesso em: 20 mar. 2024.

BRASIL. Agência Nacional de Vigilância Sanitária (Anvisa). Parecer Técnico nº 7, de 28 de setembro de 2001. *Dispõe sobre Utilização de alfa-hidroxiácidos em produtos cosméticos.* Disponível em: https://www.gov.br/ anvisa/pt-br/setorregulado/regularizacao/cosmeticos/pareceres/parecer-tecnico-no-7-de-28-de-setembro-de-2001-atualizado-em-16-2-2006. Acesso em: 20 mar. 2024.

BRASIL. Lei nº 9.677, de 2 de julho de 1998. *Altera dispositivos do Capítulo III do Título VIII do Código Penal, incluindo na classificação dos delitos considerados hediondos crimes contra a saúde pública, e dá outras providências.* Disponível em: https://www.planalto.gov.br/ccivil_03/leis/l9677.htm. Acesso em 17 mai. 2024.

BRASIL. Ministério da Saúde. Agência Nacional de Vigilância Sanitária. Diretoria Colegiada. Resolução – *RDC Nº 752*, de 19 de setembro de 2022. Dispõe sobre a definição, a classificação, os requisitos técnicos para rotulagem e embalagem, os parâmetros para controle microbiológico, bem como os requisitos técnicos e procedimentos para a regularização de produtos de higiene pessoal, cosméticos e perfumes. Diário Oficial da União: seção: 1, Ed.: 180, p. 177, 21 set. 2022.

BRASIL. Ministério da Saúde/Agência Nacional de Vigilância Sanitária/ Diretoria Colegiada. *RDC Nº 529*, de 4 de agosto de 2021. Dispõe sobre a lista de substâncias que não podem ser utilizadas em produtos de higiene pessoal, cosméticos e perfumes e internaliza a Resolução GMC MERCOSUL nº 62/14, alterada pela Resolução GMC MERCOSUL nº 37/20. Diário Oficial da União: nº 151, de 11 de agosto de 2021.

BRASIL. Ministério da Saúde. Agência Nacional de Vigilância Sanitária. Diretoria Colegiada. Resolução de Diretoria Colegiada – *RDC Nº 646*, 24 de março de 2022. Dispõe sobre a obrigatoriedade de descrever a composição em português na rotulagem de produtos de higiene pessoal, cosméticos e perfumes. Diário Oficial da União: nº 61, de 30 de março de 2022.

BRASIL. Ministério da Saúde. Agência Nacional de Vigilância Sanitária. Diretoria Colegiada. Resolução – *RDC Nº 628*, de 10 de março de 2022. Dispõe sobre a lista de substâncias corantes permitidas para produtos de higiene pessoal, cosméticos e perfumes e internaliza a Resolução GMC MERCOSUL nº 16/2012. Diário Oficial da União: seção: 1, Ed.: 51, p. 123, 16 de março de 2022.

BRASIL. Ministério da Saúde. Agência Nacional de Vigilância Sanitária. Diretoria Colegiada. *Resolução* – *RDC Nº 528*, de 4 de agosto de 2021. Dispõe sobre a lista de substâncias de ação conservante permitidas para produtos de higiene pessoal, cosméticos e perfumes e internaliza a Resolução GMC MERCOSUL nº 35/20. Diário Oficial da União: nº 151, de 11 de ago. de 2021.

BRASIL. Ministério da Saúde. Agência Nacional de Vigilância Sanitária. Diretoria Colegiada. *Resolução* – *RDC Nº 773*, de 15 de fevereiro de 2023. Altera a Resolução de Diretoria Colegiada - RDC nº 646, de 24 de março de 2022, que dispõe sobre a obrigatoriedade de descrever a composição em português na rotulagem de produtos de higiene pessoal, cosméticos e perfumes. Diário Oficial da União: seção: 1, Ed.: 36, p. 164, 22 fev. 2023.

BRASIL. Ministério da Saúde. Agência Nacional de Vigilância Sanitária. Diretoria Colegiada. *RDC Nº 409*, de 27 de julho de 2020. Dispõe sobre os procedimentos e requisitos para a regularização de produtos cosméticos para alisar ou ondular os cabelos. Diário Oficial da União: nº 144, de 29 de jul. de 2020.

BRASIL. Ministério da Saúde. Agência Nacional de Vigilância Sanitária. *IN Nº 124*, de 24 de março de 2022. Estabelece a "Lista de ativos permitidos em produtos cosméticos para alisar ou ondular os cabelos" com requisitos para seu uso, nos termos da Resolução de Diretoria Colegiada – RDC nº 409, de 27 de julho de 2020. Diário Oficial da União: nº 61, de 30 de mar. de 2022

BRASIL. Ministério da Saúde. Agência Nacional de Vigilância Sanitária/ Diretoria Colegiada. *RDC Nº 629*, de 10 de março de 2022. Dispõe sobre protetores solares e produtos multifuncionais em cosméticos e internaliza a Resolução GMC Mercosul nº 08/2011. Diário Oficial da União: nº 51, de 16 de mar. de 2022.

BRASIL. Ministério da Saúde/Agência Nacional de Vigilância Sanitária/ Diretoria Colegiada. *RDC Nº 600*, de 9 de fevereiro de 2022. Dispõe sobre a lista de filtros ultravioletas permitidos para produtos de higiene pessoal, cosméticos e perfumes e internaliza a Resolução GMC MERCOSUL nº 44/2015, alterada pela Resolução GMC Mercosul nº 14/2021. Diário Oficial da União: nº 33, de 16 de fev. de 2022

BRASIL. Ministério da Saúde. Agência Nacional de Vigilância Sanitária. IN. Nº 124, de 24 de março de 2022. *Estabelece a "Lista de ativos permitidos em produtos cosméticos para alisar ou ondular os cabelos" com requisitos para seu uso*, nos termos da Resolução de Diretoria Colegiada – RDC nº 409, de 27 de julho de 2020. Diário Oficial da União: nº 61, de 30 de mar. de 2022

BRASIL. Ministério da Saúde. Agência Nacional de Vigilância Sanitária. *Função dos ingredientes cosméticos*. Disponível em: https://www.gov.br/ anvisa/pt-br/acessoainformacao/perguntasfrequentes/cosmeticos/ funcao-ingredientes. Acesso em: 20 de mar. de 2024.

CARDIFF, A. S. G. *Acne Vulgaris in the Sixth Decade and Beyond* [MSc thesis]. University of Wales, 1991.

CERQUEIRA, C. S.; SANTOS, E. P. *Fundamentos da Cosmetologia* – Glândulas Sudoríparas e Sebáceas. Cosmetics & Toiletries (Brasil), 2013: 25(5), p. 36-42.

CHOWDHURY, H. H.; ZOREC, R. Adipocyte cell size enlargement involves plasma membrane area increase. Archives of Physiology and Biochemistry. 2012: 118(3), p. 121–127.

CLARK, K. B.; WHEELWRIGHT, S. C. Structuring the Development Funnel. In: WHEELWRIGHT, S. C. (Ed.). R*evolutionizing Product Development*: Quantum Leaps in Speed, Efficiency, and Quality. New York: Free Press, 1992. cap. 5, p. 111-132.

COSTA, A. *Tratado Internacional de Cosméticos*. Rio de Janeiro: Guanabara Koogan, 2012.

CUNHA, M. G.; CUNHA, A. L. G.; MACHADO, C. *A. Hipoderme e tecido adiposo subcutâneo*: duas estruturas diferentes. Surg Cosmet Dermatol. 2014: 6(4), p. 355 – 9.

DALLARA, J. -M. Les tissus sous-cutanés: anatomie et vieillissement. Ann *Dermatol Venereol*. 2008:135, p. S162 – 4.

DEKKER, M. A. M.; ZWIERS, M.; HEUVEL, E. R.; VOS, L. C.; SMIT, A. J.; ZEEBREGTS, C. J.; OUDKERK, M.; VLIEGENTHART, R.; LEFRANDT, J. D.; MULDER, D. J. *Skin Autofluorescence, a Non-Invasive Marker for AGE Accumulation, Is Associated with the Degree of Atherosclerosis*. PLOS ONE. 2013: 8 (12), p. 1 – 7.

FERREIRA, A. O. *Guia prático da farmácia magistral*. V. 01 E 02. / Anderson de Oliveira Ferreira; Marcos Brandão. 4. ed. São Paulo: Pharmabooks, 2011. 673p.

FONSECA-ALANIZ, M. H.; TAKADA, J.; ALONSO-VALE, M. I. C.; LIMA, F. B. *O Tecido Adiposo Como Centro Regulador do Metabolismo*. Arq Bras Endocrinol Metab. 2006: 50 (2), p. 216 – 229

GUIMBERTEAU, J. J. -C.; DELAGE, J.-P.; WONG, J. *Faire peau neuve. Annales de chirurgie plastique esthétique*. 2010: 55, p. 255—266.

HALAL, J. *Tricologia e a química cosmética capilar*. São Paulo: Cengage Learning, 2012.

HENG, A. H. S.; CHEW, F. T. *Systematic review of the epidemiology of acne vulgaris*. Scientific Reports – Nature. 2020: 10, p. 5754-5783.

JOHNSON M.E; BLANKSCHTEIN D; Langer R. *Evaluation of solute permeation through the stratum corneum*: lateral bilayer diffusion as the primary transport mechanism. J Pharm Sci. 1997. p. 86:1162-72.

KRUTMANN, J., GILCHREST, B. A. Photoaging of skin. *In: Skin Aging* (eds Gilchrest, B. A. & Krutmann, J.) 33-43. (Springer, New York 2006).

LAMBERT, M. W.; MADDUKURI, S.; KARANFILIAN, K. M.; ELIAS, M. L.; LAMBERT, W. C. *The physiology of melanin deposition in health and disease*. Clinics in Dermatology. 2019: 37, p. 402–417

MANO, E. B.; MENDES, L. C. *A Natureza e os Polímeros*. São Paulo: Blucher, 2013.

MICHAELS, A. S.; CHANDRASEKARAN, S. K.; SHAW, J.E. *Drug permeation through human skin*: theory and in vitro experimental measurement. Am Inst Chem Eng J. 1975: 21, p. 985-96.

NAIR, A. G.; SANTHANAM, A. *Clinical Photography for Periorbital and Facial*. Aesthetic Practice. J Cutan Aesthet Surg. 2016: 9(2), p. 115–121.

NGUYEN, Q H. *Finasteride inhibits 5a-reductase activity in Human Dermal fibroblasts*: Prediction of its therapeutic application in androgen-related skin diseases. Int. J. Dermatol. 1995: 34 (10), p. 720-725.

OLIVEIRA, E. R. P.; ARAÚJO, R. D.; DIAS, F. O. C; AQUINO, S. I. M.; LINS, F. A.; PEREIRA, E. P.; FALCÃO, J. S. A. *Análise da saúde estética facial em ambiente virtual*. Cosmetics & Toiletries (Brasil). No prelo 2024.

PEDRO, Ricardo. *Propriedades dos tensoativos*: Reologia – Household Innovation. Disponível em: <https://householdinnovation.com.br/propriedades-dos-tensoativos-reologia/>. Acesso em: 20 mai. 2024.

PINHEIRO, A. S; TERCI; D.; PICON, F.; ALBARICI, V. *Fundamentos da Cosmetologia – Fisiologia dos Cabelos*. Cosmetics & Toiletries (Brasil), 2013: 25(3), p. 34-45.

Quem disse, Berenice? *Foto Kit Skincare Sem Surtar* (3 itens) : Amazon.com. br: Beleza. Disponível em: <https://www.amazon.com.br/Quem-disse-Berenice-Skincare-Surtar/dp/B0C2RH53RG>. Acesso em: 20 mai. 2024.

ROBBINS, C. R. Chemical and physical behavior of human hair. 5. ed. SpringerVerlag NY Inc., 2012.

ROCHA FILHO, P. A.; FREDERICO, G. B. *Misturas de Tensoativos Aniônicos e Catiônicos*. Cosmetics & Toiletries (Edição em Português). 1989: 1(1), p. 51-54.

ROWE, R. C; SHESKEY, P. J; QUINN, M. E. *Handbook of Pharmaceutical Excipients*. UK: Royal Pharmaceutical Society. 6 ed, 2009.

SEITE, S. *Thermal waters as cosmeceuticals*: La Roche–Posay thermal spring water example. Clinical, Cosmetic and Investigational Dermatology. 2013: 6 23–28

SELL, D. R.; SUN, W.; GAO, X.; STRAUCH, C.; LACHIN, J. M.; CLEARY, P. A.; GENUTH, S. *Skin collagen fluorophore LW-1 versus skin fluorescence as markers for the long-term progression of subclinical macrovascular disease in type 1 diabetes*. Cardiovasc Diabetol. (2016), p. 15:30.

SILVA, D. O.; BAGNO, R. B.; SALERNO, M. S. *Modelos para a gestão da inovação: revisão e análise da literatura*. Production. 2014: 24 (2), p. 477-490.

SLOMINSKI, A.; ZBYTEK, B.; NIKOLAKIS, G.; MANNA, P. R.; SKOBOWIAT, C.; ZMIJEWSKI, M.; LI, W.; JANJETOVIC, Z.; POSTLETHWAITE, A.; ZOUBOULIS, C. C.; TUCKEY, R. C. *Steroidogenesis in the skin*: implications for local immune functions. J. Steroid Biochem. Mol. Biol. 2013: 137, p. 107–123.

SOUZA, E. I; MACHADO, K. E. *Importância da medula na estrutura capilar*. Cosmetics & Toiletries (Brasil). 2019: 31 (1), p. 50-56.

SOUZA, I; TAVARES, R. S. N; BRAVO, M. G. L; GASPAR, L. R. *Biologia, histologia e fisiologia da pele*. Cosmetics & Toiletries (Brasil). 2020: 32 (3), p. 14 – 21.

SREEDHAR, A.; AGUILERA-AGUIRRE, L.; KESHAV K. *Singh Mitochondria in skin health, aging, and disease*. Cell Death and Disease. 2020: 11, p. 444-458.

STEINER, J F. *Clinical pharmacokinetics and pharmacodynamics of finasteride*. Clin. Pharmacokinet. 1996: 30 (1), p. 16-27.

STENN, K. S.; PAUS, R. *Controls of hair follicle cycling*. Physiol Ver. 2001: 81(1), p.449–94.

SUPER PRIMAVERA. Foto Antitranspirante Roll-On Sensitive Nivea Men Protect 50 ml. Disponível em: <https://superprimavera.instabuy.com.br/p/Desodorante-Roll-On-Nivea-50Ml-Men-Sens-Prot>. Acesso em: 20 mai. 2024.

WERTZ, P. *Epidermall Lamelar Granules*. Skin Pharmacol Physiol. 2018: 31, p. 262–268.

WOLLENBERG, A.; GIMENEZ-ARNAU, A. *Sensitive skin*: A relevant syndrome, be aware. JEADV. 2022: 36 (Suppl. 5), p. 3-5.